Mamas Alzheimer und wir

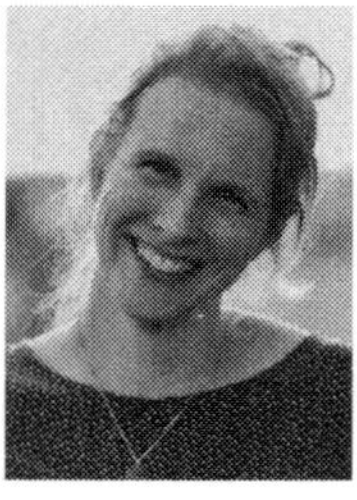
© privat

Peggy Elfmann ist Journalistin und schreibt zu Themen rund um Gesundheit, Familie und Gesellschaft. Auf ihrem Blog „Alzheimer und wir", der ihr 2020 eine Nominierung für den *Grimme Online Award* einbrachte und für den sie im selben Jahr mit dem *Goldenen Blogger* ausgezeichnet wurde, berichtet sie über die Alzheimererkrankung ihrer Mutter und darüber, wie sie als Tochter damit umgeht. Sie hat drei Töchter und lebt in München.
www.alzheimerundwir.com

Peggy Elfmann

Mamas Alzheimer und wir

Erfahrungsbericht & Ratgeber

Mabuse-Verlag
Frankfurt am Main

Bibliografische Information der Deutschen Nationalbibliothek
Die Deutsche Nationalbibliothek verzeichnet diese Publikation in der Deutschen Nationalbibliografie; detaillierte bibliografische Daten sind im Internet über http://dnb.dnb.de abrufbar.

Informationen zu unserem gesamten Programm, unseren Autorinnen und Autoren und zum Verlag finden Sie unter: www.mabuse-verlag.de.

Wenn Sie unseren Newsletter zu aktuellen Neuerscheinungen und anderen Neuigkeiten abonnieren möchten, schicken Sie einfach eine E-Mail mit dem Vermerk „Newsletter“ an: online@mabuse-verlag.de.

Ausschließlich aus Gründen der besseren Lesbarkeit wird im vorliegenden Buch die männliche Sprachform gewählt. Sämtliche Personenbezeichnungen gelten gleichwohl für alle Geschlechter.

Vor seiner Publikation wurde das Manuskript vom Expertenteam der Demenz Support Stuttgart gGmbH einer kritischen Durchsicht unterzogen, was wichtige Hinweise beigesteuert hat. www.demenz-support.de

2. Auflage 2022

Kasseler Str. 1 a
60486 Frankfurt am Main
Tel.: 069 – 70 79 96-13
Fax: 069 – 70 41 52
verlag@mabuse-verlag.de
www.mabuse-verlag.de
www.facebook.com/mabuseverlag

Projektkoordination und Lektorat: Simone Holz, Pisa,
www.lektorat-redazione-holz.eu/
Umschlagabbildung: Peggy Elfmann
Satz und Gestaltung: Martin Vollnhals, Neustadt a. d. Donau
Druck: SOL Service GmbH, Schrobenhausen

ISBN: 978-3-86321-597-2
Printed in Germany

Dankeschön

Auf dem Weg zu diesem Buch haben mich viele liebe Menschen begleitet, denen ich Danke sagen möchte.

Zuallererst möchte ich mich bei meiner Familie bedanken. Sie hat mir auch für dieses Buch das Vertrauen geschenkt, dass ich die richtigen Worte finden werde, um über meine und unsere Erfahrungen mit der Alzheimererkrankung zu schreiben. Es ist ein „Alzheimer und wir“, wie ich immer sage, und ich danke euch für dieses „wir“. Vielen Dank Mama, Papa, Kai, Katrin.

Ohne meine Mama wäre dieses Buch nie entstanden. Ich habe mir das Thema Alzheimer nicht ausgesucht, es ist zu mir gekommen. Mir ist es ein Herzensanliegen geworden, darüber zu schreiben und aufzuklären. Danke, Mama, dass du mir immer wieder zeigst, dass das Leben mit Alzheimer viel mehr ist als die Krankheit. Danke, dass du mir ein Urvertrauen mit auf meinen Lebensweg gegeben hast.

Ein besonderer Dank geht an meine drei Töchter. Sie haben meine Zettelsammlung mit großem Interesse verfolgt und erlebt, wie daraus ein richtiges Buch entstanden ist. Ich danke euch für eure Zuversicht, eure Freude und euer Lachen, das ihr mit mir teilt.

Ich danke all meinen lieben Freunden und Freundinnen, die mir zugehört haben, die meine Zweifel ertragen haben und die immer wieder aufmunternde Worte für mich hatten. Jedes einzelne hat mir ein Stück weit beim Schreiben geholfen.

Besonderer Dank geht an meine Erstleserinnen Anne, Claudia, Barbara und Anne. Danke, dass ihr so behutsam mit meinem Manuskript umgegangen seid und mir wertvolle Hinweise gegeben habt.

Vielen Dank an alle Experten und Expertinnen, die ich interviewen durfte und von denen ich viel über Demenz und Alzheimer gelernt habe. Danke auch noch einmal an das Team der Demenz Support Stuttgart gGmbH, das dieses Buch auf fachliche Korrektheit überprüft hat.

Ein großes Dankeschön geht an das Team des Mabuse-Verlags, dafür, dass es an meine Idee von diesem Buch geglaubt hat. Ich wollte von Anfang an eine Mischung aus emotionalen Erzählungen und praktischen Tipps schreiben. Zu Beginn Franziska Brugger und später dann Simone Holz haben mich wunderbar bei der Entstehung des Buches unterstützt.

Bedanken möchte ich mich auch bei all meinen Blog-Lesenden, die mich treu begleiten. Ich freue mich über jede Einzelne und jeden Einzelnen und hoffe, dass ich mit diesem Buch ebenso berühren und unterstützen kann wie auf „Alzheimer und wir".

Inhalt

Prolog

„Wir beobachten das mal.“ Mit diesen Worten bin ich aufgewachsen. Wenn ich mich als Kind verletzt hatte oder krank war, ging ich zu meiner Mama. Sie tröstete mich, versorgte meine Wunden und redete mir gut zu. Ihre Ruhe und Geduld gaben mir die Zuversicht, dass es wieder gut werden würde. Auch als ich älter war, wandte ich mich mit meinen Sorgen und Problemen oft an sie. Sie unterstützte mich bei meinen Wünschen und Plänen, auch wenn sie ihr nicht immer leichtfielen.

Als ich 16 war, bewarb ich mich für ein Auslandsstipendium. Das Auswahlverfahren dauerte einen ganzen Tag, inklusive Sprach- und Wissenstests, einem Vortrag mit Diskussion und einem Bewerbungsgespräch auf Englisch. Ich bekam das Stipendium und durfte für ein Jahr in die USA gehen. Ich war voller Vorfreude und konnte es kaum erwarten, aber je mehr der Tag nahte, umso mehr Zweifel bekam ich. Schon Tage bevor ich fliegen sollte, lagen meine Mama und ich uns weinend in den Armen. Sie machte mir Mut und ließ mich gehen.

Auch Jahre später, als ich aufbrach, um im Süden Äthiopiens zu forschen, stärkte sie mich. Mama gab mir eine Karte mit auf den Weg, auf die sie geschrieben hatte: „Sei entschlossen und tapfer“ Egal, wie weit ich weg war, irgendwie war sie immer in meiner Nähe. Und irgendwie behielt sie auch recht: Fast alle Wehwehchen, egal ob Schmerzen oder Liebeskummer, gingen vorüber, wenn ich beobachtete und abwartete.

„Jetzt machen wir einen Plan." Das waren die Worte meines Papas. Er schmiedete gerne Pläne, für Urlaube, Wochenenden und auch für den Alltag. Vielleicht war das typisch für einen Lehrer? Immer die Kontrolle haben zu wollen und zu wissen, was als Nächstes passiert. Dabei war in seinem Leben auch vieles nicht nach Plan gelaufen. Als kleiner Junge hatte er in der Nachkriegszeit seine Mutter und seinen Vater verloren, wurde von seinem Bruder getrennt und kam fernab in eine fremde Familie und fand dort eine neue Heimat. Ein Leben voller Herausforderungen, und als er dann endlich meine Mama traf, kehrte viel Ruhe ein. Je älter ich wurde, umso mehr nervte mich das dauernde Planen meines Papas. Ich dachte, ich wäre ganz anders. „Jetzt wart doch erst mal ab", entgegnete ich ihm manchmal mit einem genervten Augenrollen. Ich wollte frei entscheiden und mich nicht einengen lassen durch irgendeinen Plan. Dabei hatte ich doch selber genaue Vorstellungen und Erwartungen, die mich leiteten und mir Halt gaben.

Als die Alzheimerkrankheit im August 2011 in unsere Familie kam, half uns weder Abwarten noch Planen. Die Diagnose meiner Mama kam wie ein Tornado. Sie tauchte mit einem Mal auf, ohne jegliche Vorwarnung, riss uns allen den Boden unter den Füßen weg und fegte uns durch die Luft.

Zurück am Boden dachte ich, ich könnte weiterleben wie bisher, und hielt an meiner kleinen, eng getakteten Welt fest. Mir tat vieles nicht gut in diesem Alltag, aber ich traute mich nicht, andere Wege auszuprobieren. Ich spürte Trauer, Hilflosigkeit und Wut, hielt sie aber in mir. Ich verstand nicht, dass Alzheimer wie eine Wolke über uns allen schwebte und auch mich als Tochter begleiten würde. Für mich war sie lange nur eine grau-trübe Wolke. Ein Schleier, der sich über alles legte. Der machte, dass mein Alltag, mein kleiner Lebensplan mich heillos überforderte.

Ich suchte den richtigen Weg, um mit Alzheimer umzugehen, und fragte viele Menschen um Rat. Gefunden haben wir unseren Weg, so wie jede Familie ihren eigenen Weg mit der Demenz finden muss. Ich wünsche mir, dass niemand damit im Stich gelassen wird. Dass da Ärzte, Psychologen und Pflegeprofis sind, die Rat geben, und vor allem auch Angehörige und Menschen mit Demenz, die erzählen. Die einen Einblick geben in das Leben mit dieser Krankheit und nicht nur von den Schrecken berichten, sondern von allem, auch von den schönen Momenten und den Dingen, die man dazulernt.

Es ist nicht das Ende.
Es wird nur anders.
Es ist das Leben.

1 Die große Panik

„Liebe Mama, wie kann das sein? Wie kannst du – mit 55 Jahren – an Alzheimer erkranken? Das ist doch etwas, das nur alte Leute haben. Und nicht du! Du bist jung, du hast mir erst vor einer Weile gesagt, dass du kurz dachtest, du wärst noch mal schwanger. Es waren doch erst die Wechseljahre. Wie kann es sein, dass du Alzheimer hast?

Als Papa mich angerufen und gesagt hat, dass du Alzheimer hast, war es mit einem Mal schwarz in meinem Kopf. ‚Was?', habe ich gerufen. Es war Abend, du warst noch im Krankenhaus, schon seit zwei Tagen. Ich dachte, du bist überarbeitet, hast zu viel zu tun und brauchst Ruhe und eine Auszeit – aber ALZHEIMER? Papa hatte gesagt: ‚Peggy, setz dich bitte hin!' So ein Quatsch, dachte ich. Was sollte er mir schon sagen? Mich haut so schnell nichts um. Ich als berufstätige Mutter habe doch nie Zeit. Also hängte ich weiter die Wäsche auf, während wir telefonierten. Und dann musste ich mich doch setzen. ‚Deine Mutti hat Alzheimer', hatte Papa gesagt. Ich hielt ein feuchtes Shirt in den Händen und rief geschockt: ‚WAS?' ALZHEIMER. ALZHEIMER. ALZHEIMER. Wie so ein Werbebanner, das die Flugzeuge durch den Himmel ziehen, flog das Wort durch meinen Kopf. Wie kann das sein?

Ich bin fassungslos. Am liebsten würde ich mich in mein Bett legen und einfach nur weinen. Alzheimer, damit verbinde ich Pflegeheim und ein grausames Vergessen. Ich weiß nicht, was ich denken soll. Du sollst Alzheimer haben? Ich kann es nicht glauben.

Am Tag danach bin ich zur Arbeit gefahren, weil ich so verdammt pflichtbewusst bin. Mein Leben hatte sich geändert, aber ich wollte so weitermachen wie immer. Ich ging in mein Büro, setzte mich, schaltete den Computer an. Ging zu meiner Chefin und wollte ihr einen ‚Guten Morgen' wünschen, aber dann liefen schon die Tränen. Sie kommen die ganze Zeit einfach so. Eine meiner Lieblingskolleginnen meinte, ich solle meine Kraft für etwas anderes als weinen aufbewahren. Aber ich komme nicht dagegen an. Ich muss einfach immer weinen. Wieso verdammt noch mal hast du Alzheimer? Du bist doch meine liebe, schöne, schlaue Mama. Halt mich fest und geh nicht weg! Weißt du bald nicht mehr, wer ich bin? Was wird nun aus mir und meinem Leben? Ich wollte doch ein zweites Kind bekommen. Darf ich das jetzt überhaupt, wo du vielleicht bald Pflege brauchst und mich als Tochter? Ich habe Angst vor der Zukunft. Was bringt der Alzheimer? Tief in meinem Herzen ist nun etwas Dunkles und Schweres. Es legt sich über alles andere. Ich glaube, mein Leben wird nie wieder gut."

Angst um Mama

Ich hatte solche Angst. Die große Panik befiel uns alle in den ersten Wochen nach der Diagnose. Ich habe zu Hause geweint, bei der Arbeit, am Telefon mit Freundinnen, so ziemlich überall. Ich konnte es nicht glauben. „Warum meine Mutti?“, fragte ich mich und die anderen immer wieder. Ich bekam Antworten wie: „Das weiß keiner“, „Manchmal trifft es auch relativ junge Menschen“,

„Vielleicht liegt es in der Familie". Ich wollte die Antworten eigentlich gar nicht hören, denn sie gaben mir trotz allem keine Antwort auf die Frage: Warum meine Mama?

Ich hatte Angst um sie. Dass sie bald stirbt. Dass ich sie verliere. Ich wollte so schnell wie möglich zu ihr. Ein paar Tage nach dem Anruf, der alles veränderte, war ich in aller Frühe aufgestanden, um kurz nach fünf Uhr in München in den Zug zu steigen und zu meinen Eltern zu fahren. Ich wollte Mama zu einer abschließenden Untersuchung am Universitätsklinikum und danach zu ihrem Arzt begleiten. Im Zug zeigte ich mein Ticket, mit Ziel: Jena-Paradies. Der Schaffner studierte es und sagte mit einem charmanten Lächeln im Gesicht: „Aha, einmal ins Paradies wollen Sie." Ich weinte. Nie war ich weiter entfernt vom Paradies als in diesem Moment frühmorgens im ICE. Ich heulte, es war mir egal, dass jeder im Zug meine Tränen sehen konnte. Der Zug hatte Verspätung, ich nahm mir ein Taxi vom Bahnhof und wollte nichts anderes, als im Behandlungszimmer neben meiner Mama zu sitzen. Aber wie das so ist: Die eigentlich kurze Fahrt zog sich hin, wir standen gefühlt Stunden an den roten Ampeln und dann fand der Taxifahrer die Zufahrt zu dem entsprechenden Klinikgebäude nicht. Ungeduldig stieg ich aus und wollte den Rest zu Fuß gehen. Ich zahlte, wartete nicht auf mein Rückgeld und rannte die Straße entlang. Doch da kamen mir meine Eltern schon entgegen. Hand in Hand. Papa schaute ernst, Mama lächelte. Ich freute mich, sie zu sehen, war aber irgendwie auch sauer: War es das jetzt? Steht alles schon fest? War ich umsonst gekommen? „Das ging ganz schnell", sagte Papa trocken. Mama blieb still. Es war klar: Die Diagnose Alzheimer war bestätigt. Ich umarmte Mama. Papa drängte zum Weitergehen, er marschierte in seinem üblichen Marschtempo und zog Mama mit.

Zum Parkplatz mussten wir durch ein kleines Einkaufszentrum gehen. Diese Geschäfte, diese vielen Menschen, mir war das alles zu laut und zu bunt. „Willst du etwas essen, Peggy? Du hast doch bestimmt Hunger, wenn du so früh aufgestanden bist", fragte Papa. „Komm, wir trinken einen Cappuccino." Echt jetzt? Ich konnte es nicht glauben. Wir trinken einen Cappuccino, nachdem Mama die PET-Untersuchung (siehe Infoteil dieses Kapitels) hat machen lassen und diese bekloppte Diagnose bestätigt ist? Das war mir eindeutig zu viel Normalität. „Ich hab keinen Hunger", sagte ich. Wir gingen zum Auto. Ich bestand darauf zu fahren. Ich, die seit Jahren fast gar nicht Auto fuhr. Aber ich wollte nicht, dass mein Papa jetzt am Steuer saß. Ich fuhr die Landstraße entlang, Papa saß neben mir und Mama auf der Rückbank. „Dort hinten sind die Dornburger Schlösser, die sind sehr sehenswert", erklärte mein Papa, zeigte aus dem Fenster und bestaunte die Landschaft. „PAPA", entgegnete ich genervt. Ja, draußen war eine wunderschöne Landschaft. Die Sonne schien, wir hatten einen malerischen Blick auf die Saale, aber mir war nicht nach Konversation. Ich schaute nach draußen, aber eine malerische Landschaft mit Schloss konnte ich nicht sehen. Es war irgendwie alles grau. Mama sagte nichts. Ich starrte nach vorne auf die Straße. Schweigend fuhren wir zu ihrem Neurologen. Er hatte die Erstdiagnose gestellt, Mama dann aber noch mal an die Universitätsklinik überwiesen, um sie zu bestätigen. Wir gingen den langen Gang entlang und setzten uns in den Wartebereich. UND JETZT? UND JETZT? So wummerte es die ganze Zeit in meinem Kopf. Ich hatte Angst, weil ich doch gar nicht wusste, wie es nun weitergehen sollte. Was würde der Alzheimer mit meiner Mama machen? Gab es nicht immer noch eine winzige Hoffnung, dass alles nur ein Irrtum war? Vielleicht könnte der Arzt auch ein Medikament verschreiben – und Mama würde wieder gesund werden?

Die Worte des Arztes waren klar. Diagnose Alzheimer. Alzheimer ist nicht heilbar. Während er erzählte, schwirrten zwei Fragen in meinem Kopf herum: ‚Warum Mama?' und ‚Wie geht es weiter?'. Der Arzt nahm sich viel Zeit und erklärte. Wir hörten zu und nickten, meiner Mama liefen die Tränen über die Wangen. Meine Eltern hielten sich an den Händen.

Obwohl Wissenschaftler seit Jahrzehnten daran forschen und immer wieder an neuen Medikamenten tüfteln, gibt es bislang keine Heilung von Alzheimer. Die Arzneimittel können die Krankheit nicht heilen, der Prozess ist unaufhaltbar, aber sie können ihn verzögern. Aber was hieß das nun für meine Mama? Der Arzt wollte sich nicht festlegen. Alzheimer sei individuell und er könne nicht vorhersagen, wie und in welchem Tempo die Krankheit verläuft. Mit diesen Worten und einem Rezept entließ er uns aus seiner Sprechstunde.

Ich konnte es noch immer nicht glauben. Meine liebe, schöne, schlaue, herzensgute Mama, die da neben mir stand, sollte Alzheimer haben? Ich nahm ihre Hand und wir gingen langsam zum Auto. Mein Hoffnungsschimmer, dass alles nur ein großer Irrtum war, lag begraben.

Alzheimer stellte ich mir wie ein Zerfallen vor. Aber war es wie eine Sandburg am Meer, die mit jeder Welle ein klein wenig mehr von ihrem Fundament verlor und Stück für Stück zusammensackte? Oder war es eine einzige Welle oder ein Orkan, die kamen und die Basis wegrissen und nur Leere hinterließen? Warum konnte man diese Wellen nicht anhalten? Oder die Sandburg auf einen trockenen Grund setzen? Was würde mit Mama passieren, wie würde es weitergehen? Wie konnte es sein, dass sie mit 55 Jahren an Alzheimer erkrankt war? „Ungewöhnlich jung", hatte der Arzt gesagt. Aber es passiere. Warum Mama? Ich war wütend und traurig zugleich. Es war nicht fair, dieses Leben. Das hatte meine Mama nicht verdient. Schrecklich und gemein kam mir die ganze Welt vor.

Angst um mein Leben

Ich hatte nicht nur Angst um meine Mama, ich hatte auch Angst um mich. Was würde aus mir werden? Ich wollte gerne ein zweites

Kind bekommen. Konnte ich das jetzt noch? Durfte ich es? War da genug Kraft für zwei Kinder ohne die Unterstützung einer Oma? Hatte ich genug Kraft für zwei Kinder und eine kranke Mutter? Ich hatte eine Stelle mit mehr Verantwortung übernommen, würde ich das in Zukunft weitermachen können, wenn meine Mama Pflege bräuchte? Hätte ich genug Kraft und Zeit, um weiter so ehrgeizig arbeiten zu können? Wie sollte ich alles schaffen? Ich, die ihre Arbeit als Journalistin so sehr mochte, dass sie kaum in Elternzeit gegangen war und nun den täglichen Spagat zwischen Beruf und Kind lebte.

Meine Eltern wohnten weit weg, aber wenn ich Hilfe brauchte, hatten sie mir oft ihre Unterstützung gegeben. Wenn die Kita geschlossen hatte und ich arbeiten musste, kamen sie schon mal, um auf meine Kleine aufzupassen. Noch wichtiger war für mich jedoch immer gewesen, dass ich meine Mama um Rat fragen konnte, wenn ich nicht weiterwusste. Ob das nun ein Rezept für die Kohlrouladen war oder mein Gejammer über fehlende Krippenplätze, ich konnte sie anrufen und sie war für mich da. Wie sollte das jetzt werden? Sie brauchte mich doch, jetzt, wo der Alzheimer in ihr Leben gekommen war. Durfte ich da überhaupt noch ein Kind bekommen? Konnte ich tatsächlich weiterarbeiten? Würde ich Karriere machen können? Wieder einmal lange und weit weg reisen? Wie konnte ich mein Leben leben und gleichzeitig eine pflegende Tochter sein? Ich hatte all diese Fragen im Kopf und sie machten mir Angst.

Die große Panik befiel uns alle in den ersten Wochen und Monaten nach der Diagnose. Kopfschütteln, Tränen, Verzagen? Mir half das Weinen. Und es tat gut, dass wir als Familie zusammenkamen. Mein Bruder war da mit seiner Frau, ich mit meiner Familie. Wir saßen alle im Wohnzimmer, in stiller Erwartung, ein bisschen wie Heiligabend bei der Bescherung, bloß dass wir dieses Geschenk wirklich gerne zurückgegeben hätten. Ich saß neben Mama und hielt ihre Hand. Papa sprach. Meine Tochter turnte auf dem Sofa herum. Ich weinte, Mama weinte, bis auf meine kleine Tochter hatten wir alle Tränen in den Augen. ‚Wie soll es nun weitergehen?‘, das war die Frage, die wir versuchen wollten zu beantworten. Wir waren immer noch geschockt von der Diagnose. Wir weinten zusammen, aber doch jeder für sich. Wir sprachen nicht über die Gefühle, die uns zu Tränen rührten, und nicht über die Hoffnungen und Erwartungen, die wir damit begruben. Papa hatte sich darauf gefreut, mit Mama zu reisen, wenn sie in ein paar Jahren in den Vorruhestand gegangen wäre. Vielleicht hätten sie sein Traumland Island besucht, möglicherweise sogar wieder eine Lapplandwanderung gemacht und ganz bestimmt hätten sie Zeit in ihrem Lieblingsurlaubsland Schweden verbracht. Ich wünschte mir Unterstützung für meinen Alltag als berufstätige Mutter, mein Bruder wünschte sich eine eigene Familie. Und nun das: Alzheimer. Wir ließen unseren Gefühlen nicht so viel Raum, schließlich waren wir zusammengekommen, um meine Eltern zu unterstützen und mit ihnen über eine Lösung nachzudenken. ‚Wie soll es weitergehen?‘, diese Frage wollten wir beantworten. Aber wie will man Antworten auf eine Frage finden, wenn man keinen blassen Schimmer davon hat, wie genau die Umstände und Bedingungen sein werden? Was würde die Alzheimerkrankheit für Mama bringen? Die Zukunft war etwas, das hinter einem grauen Schleier lag.

In meinem Kopf tanzten die Gedanken Pogo. Soll ich zu meinen Eltern ziehen? Eine erfahrene Kollegin, deren Ratschläge ich sehr schätze, hatte gesagt: „Du darfst auf keinen Fall deinen Job aufgeben.“ Dieser Satz hämmerte in meinem Kopf. Ich hatte nicht ernsthaft daran gedacht, meinen Beruf aufzugeben. Ich lebte und liebte meinen Job als Journalistin: interessante Menschen treffen, Interviews führen und schreiben. Ich hatte immer selbstständig sein wollen. Ich wollte das nicht aufgeben. In meinem Kopf war aber auch der Wunsch und ein wenig die Verpflichtung: ‚Ich kann Mama nicht im Stich lassen, ich bin doch ihre Tochter.‘ Das Gedankenkarussell drehte sich in einem fort: Was ist mit meiner Arbeit? Was mit meiner Tochter? Was mit dem Leben, das ich mir in München eingerichtet habe? Ich kann doch nicht so einfach umziehen – und meiner eigenen kleinen Familie diese Entscheidung aufdrücken. Oder konnte ich doch? War es nicht sogar meine Pflicht als Kind?

Wir waren innerlich alle voller Panik und Sorge – und doch versuchten wir, einen Plan für das Ungewisse zu machen. Ich konnte mir nicht vorstellen, mein Leben aufzugeben. Und meine Eltern sagten klar, dass sie das auch nicht wollten. Aber ich wollte doch auch für sie da sein und ihnen zeigen, dass ich mich kümmern möchte und sie nicht alleinlasse. Aber mit der Distanz, die zwischen uns liegt, ist das natürlich nicht so einfach. Wir sprachen sehr vage über mögliche Lösungen. Sollten sie zu mir und meiner Familie ziehen? Oder zu meinem Bruder und seiner Frau? Keiner von uns hatte eine Wohnung oder ein Haus, in dem genug Platz gewesen wäre. Könnten sie weiter zu Hause bleiben, irgendwann mit entsprechender Unterstützung? Über einen möglichen Umzug in ein Pflegeheim sprachen wir nicht. Ich traute mich nicht einmal, das auszusprechen, und versuchte, diesen Gedanken zu ignorieren. Ich hatte kein schönes Bild von einem Pflegeheim im Kopf – und das, obwohl ich doch keine Erfahrung damit hatte. Wenn ich an ein Heim dachte, sah ich meine Mama vor mir, die alleine, hilflos und verwirrt im Gang eines Pflegeheimes umherirrte. Wir sprachen nicht über alternative Wohnformen wie ein Betreutes Wohnen oder Senioren-WGs, diese Möglichkeiten kannten wir damals noch nicht. Meine Mama war doch noch so jung. 55 Jahre alt – es wirkte absurd, dass wir über Altenheime entscheiden sollten. „Wir helfen euch", versprachen mein Bruder und ich.

Papa wollte das Haus verkaufen, dann irgendwo in meine Nähe ziehen. Das hatten wir uns überlegt und es schien für alle eine Möglichkeit. Konkreter wurde dieser vage Plan nie, bis heute nicht. Vielleicht war das auch gar nicht wichtig in der Situation damals. Wichtig war, dass wir uns versichert hatten, dass wir eine Familie sind und uns unterstützen. Ja, die Diagnose Alzheimer war schrecklich. Aber: Mama war nicht allein und wir wollten sie unterstützen.

Angst um meine Tochter

Ich war in großer Panik – und versuchte sie doch von meiner Tochter fernzuhalten. Ich unterdrückte meine Tränen, wenn ich nachmittags mit ihr Duplo spielte oder wir auf dem Spielplatz waren. Meine Tochter war noch nicht ganz drei Jahre alt und hatte klare, kindliche Bedürfnisse. Sie wollte ihren kleinen Duplozug aufbauen, wollte hohe Türme mit den Bausteinen stecken und auf dem Spielplatz klettern. Sie brauchte Essen, ich kaufte ein und kochte und machte all das, was man für kleine Kinder macht. Diese Routine sorgte dafür, dass mein Leben weiterlief, dass ich mich nicht ins Bett legte und weinte und mich aufgab, weil die Welt um mich herum plötzlich so schrecklich gemein wirkte. Abends, wenn sie schlief, schlich ich manchmal in ihr Zimmer und betrachtete ihr zartes Gesicht. Da war die Welt mit einem Mal friedlich und ich etwas versöhnt.

Wie kann man einer Dreijährigen Alzheimer erklären? Was weiß ein kleines Kind über das Gehirn und über Nervenzellen, die nicht mehr so arbeiten, wie sie arbeiten sollen? Nichts. Viel zu kompliziert wären diese Erklärungen. Sollte ich sagen: ‚Die Oma ist krank'? Das wirkte irgendwie unglaubwürdig. Wie kann die Oma krank sein, wenn sie weder Husten noch Schnupfen hat und auch nicht mit Fieber im Bett liegt, sondern lächelnd in der Küche steht und kocht? Und so sprach ich die Diagnose nicht an. Ich sagte meiner Tochter damals nicht die klaren Worte: ‚Oma hat Alzheimer.' Ich dachte, es wäre besser so. ‚Was sollte es bringen, meiner Tochter von etwas zu erzählen, das sie nicht verstehen kann?', das fragte ich mich und entschied, dass sie überhaupt nichts davon hätte. Vielleicht wollte ich es aber einfach immer noch nicht wahrhaben. Ich hoffte auf ein kleines Wunder. In jedem Fall konnte ich es immer noch nicht verstehen. Ich verstand nicht, was Alzheimer ist und was die Erkrankung mit sich bringen würde.

Ich sprach mit meiner sensiblen Tochter auch nicht über meine Gedanken. Ich zeigte ihr meine Gefühle nicht. Wenn ich mit ihr zusammen war, habe ich mich sehr zurückgenommen. Ich wollte meiner Kleinen keine Angst machen. Ich wollte ihre Unbeschwertheit nicht trüben. Aber in Gedanken war ich oft weit weg. Ich hatte Angst um meine kranke Mama und reiste Hunderte Kilometer, um sie zum Arzt zu begleiten. Aber meinem Kind sagte ich wie nebenbei: „Ich gehe mit der Oma zum Arzt." Ich hatte Panik, dass meine Mama bald stirbt. Ich traute mich nicht, das meiner Tochter zu sagen. Was wusste mein Kind vom Sterben und dem Tod? Sie wusste ja nicht einmal, dass es ihn gab. Ich fühlte mich hilflos, ob und wie ich das Thema Alzheimer ansprechen sollte.

Ich dachte, es würde sich ergeben und meine Tochter hineinwachsen. Ich nahm mir vor, dass ich ihre Fragen beantworten würde, wenn sie älter wäre und es die Situation erfordere. Aber ich wollte sie nicht unnötig besorgen.

Aber jetzt hatte ich Angst. Angst, etwas falsch zu machen. Angst, meiner Tochter wehzutun. Angst, mit ihren Tränen nicht umgehen zu können. Ich wollte mein Kind beschützen. Ich wollte sie vor meiner Trauer beschützen, ich wollte nicht, dass sie weint und sich sorgt. Aber es wäre vielleicht hilfreich gewesen, ihr zu sagen: ‚Ich bin traurig, weil es der Oma nicht gut geht.' Oder: ‚Ich mache mir Sorgen um die Oma.' Heute weiß ich: Das Schlimme waren nicht meine traurigen und wütenden Emotionen, sondern dass ich sie nicht ausgesprochen habe. Meine Gefühle waren da, auch wenn ich sie nicht zeigte. Sie schwebten wie eine Wolke über mir und verdunkelten meine Stimmung. Aber Kinder haben feine Antennen, sie kennen ihre Eltern so gut, weil sie sie immerzu beobachten, und natürlich spüren sie ganz besonders, wenn da eine dunkle Wolke über einem schwebt, und es macht ihnen ein komisches Gefühl. Ich weiß nicht, ob meine Tochter sich Gedanken dazu gemacht hat, sie war sehr rücksichtsvoll. Aber vielleicht hätte es ihr geholfen, wenn ich gesagt hätte: ‚Ich bin gerade traurig, weil die Oma eine Krankheit hat. Das hat nichts mit dir zu tun.'

In diesen ersten sorgenvollen Wochen nach der Diagnose hatte ich seit langer Zeit wieder das Gefühl, dass ich eine Tochter bin. Aber ich sah mich nicht mehr als die kleine, liebe Tochter, die bei ihrer Mama Hilfe sucht. Mit einem Mal war ich erwachsen geworden. Ich fühlte mich als Tochter, die auf einmal eine Verantwortung hatte – und doch überhaupt keinen Plan, was sie tun konnte und sollte. Ich wollte für meine Mama da sein, aber ich wusste nicht wie. In meinem Kopf wummerte es noch immer und ich fragte mich immerzu: ‚Warum meine Mama?' Ich hatte Angst, weil ich doch gar nicht wusste, wie es nun weitergehen sollte. Was würde der Alzheimer mit meiner Mama machen? Würde sie mich jetzt alleine lassen? Schrecklich und gemein kam mir die ganze Welt vor. Ich fühlte mich schrecklich einsam. Die Krankheit machte mir Angst und ich wählte die Strategie des Überspielens. Ich wollte so viel Alltag und Arbeit wie möglich, um mich abzulenken. Bald lächelte ich wieder nach außen hin, ich war die fröhliche, liebe Peggy, aber innerlich hatte sich ein grau-trüber Schleier über mein Herz gelegt.

Infoteil: Wie wird die Alzheimerdiagnose gestellt?

Ärzte bedienen sich verschiedener Methoden, um eine Demenz zu diagnostizieren. Es gibt mehr als 50 Formen der Demenz – die Alzheimerdemenz ist die häufigste. Die Symptome der einzelnen Demenzformen sind verschieden und lassen sich nicht immer klar trennen. Wenn Sie eine Demenz bei sich vermuten, sollten Sie sich zuerst an den Hausarzt oder einen Neurologen beziehungsweise mit Überweisung an eine Gedächtnisambulanz wenden. Für Angehörige ist die Deutsche Alzheimer Gesellschaft eine gute erste Anlaufstelle. Für die Therapie ist es wichtig, die genaue Form zu kennen. Diese Verfahren werden zur Diagnose der Alzheimerdemenz angewendet:

Anamnese: Das Arztgespräch ist ein erster wichtiger Teil der Diagnose. Der Arzt informiert sich umfassend und fragt etwa Ihre Vorgeschichte ab: Welche Beschwerden haben Sie? Wie lange bestehen diese schon? Haben sie sich verändert? Beeinträchtigen sie den Alltag? Finden Sie manchmal nicht die richtigen Worte? Wie gut können Sie sich räumlich orientieren? Leiden Sie an Stimmungsschwankungen? Haben Sie sich zurückgezogen aus Ihrem sozialen Umfeld? Wie fühlen Sie sich? Können Sie gut schlafen? Damit er sich ein umfassendes Bild machen kann, sollten Sie möglichst ausführlich berichten. Wenn Sie möchten, kann Sie auch ein Angehöriger begleiten. Der Arzt wird auch ihn befragen, um sich einen detaillierten Einblick zu verschaffen. Für die Diagnose einer Alzheimerdemenz müssen die Symptome mindestens sechs Monate bestehen. Immer wieder werden Patienten mit depressiven Verstimmungen für dement gehalten (Pseudodemenz). Mit entsprechenden Methoden können Ärzte jedoch eine Depression von einer Demenz unterscheiden.
Körperliche Untersuchung mit einer Blutuntersuchung: Zusätzlich zu einem Gespräch wird der Arzt Sie untersuchen. Auch eine Blut- und Urinuntersuchung muss stattfinden. Dadurch erhält er einen Überblick über den körperlichen Gesundheitszustand und kann andere Ursachen ausschließen. Möglich ist etwa ein Vitamin-B12-Mangel oder eine Schilddrüsenunterfunktion, die ebenfalls zu Gedächtnisproblemen und Vergesslichkeit führen können, aber anders als eine Demenz behandelbar sind. Bei Alzheimer sind die Blutwerte normal, bei einer unbehandelten Schilddrüsenunterfunktion sind die Schilddrüsenwerte TSH, T3 und T4 verändert.
Psychologische Tests: Anhand verschiedener Untersuchungen kann der Arzt die Gedächtnisleistung, das Urteilsvermögen, die Beeinträchtigung im Alltag, den Wortschatz, mögliche Verhaltensauffälligkeiten sowie den Schweregrad einer Demenz

einschätzen. Die häufigsten Tests zur Einschätzung kognitiver Veränderungen im Frühstadium sind folgende Verfahren: Uhrentest, Mini-Mental-Status-Test, Demenzdetektionstest. Bei dem *Uhrentest* soll eine Uhr mit Ziffernblatt und Zeiger gezeichnet werden. Dieser Test zeigt visuell-räumliche Orientierungsprobleme auf. Der *Mini-Mental-Status-Test (MMST)* ist ein Fragebogentest mit Fragen zu den fünf Bereichen: Orientierung, Merkfähigkeit, Aufmerksamkeit und Rechenfähigkeit, Erinnerungsfähigkeit und Sprache. Es ist ein kurzer, einfacher Test, bei dem etwa gefragt wird: ‚Welchen Tag haben wir heute? Wo sind wir?' Der *Demenzdetektionstest (DemTect)* wird bei leichten kognitiven Einschränkungen gemacht. Er enthält fünf Fragen zur Beurteilung des Kurz- und Langzeitgedächtnisses, der Konzentration, Wortflüssigkeit, kognitiven Flexibilität sowie der Sprache. Zum Beispiel müssen Sie sich zehn Wörter merken oder Zahlenfolgen wiedergeben. Mithilfe von *ADL-Skalen* (‚Activities of Daily Living') wird die Alltagskompetenz im häuslichen Umfeld gemessen, dazu gehören einfache Tätigkeiten wie Essen, sich Waschen oder Anziehen, aber auch komplexere wie das Zubereiten von Mahlzeiten, das Führen einer Unterhaltung oder das Einnehmen von Medikamenten. Für diese Einschätzung wird in der Regel eine Bezugsperson gefragt. Dazu kommen zusätzliche, ausführlichere psychologische Tests, die eingesetzt werden, um eine unsichere Diagnose abzuklären. Die Tests werden regelmäßig wiederholt, um den Krankheitsverlauf sowie Behandlungserfolge zu beurteilen.

Bildgebende Verfahren wie Computertomografie (CT) oder Magnetresonanztomografie (MRT) werden in der Regel zur Diagnose eingesetzt. Damit wird einerseits die Vermutung einer Demenz bestätigt und andererseits kann so die genaue Form der Demenz herausgefunden werden. Dazu werden Bilder des Gehirns gemacht. Ärzte wenden CT- oder MRT-Bilder auch an, um andere, teils behandelbare Ursachen zu erkennen, etwa einen

Hirntumor. Typisch für die Alzheimerkrankheit ist, dass sich das Hirngewebe verändert. Nicht zur Routinediagnostik, aber ebenfalls angewendet werden Verfahren wie die Positronenemissionstomografie (PET). Sie spürt der Stoffwechselaktivität im Gehirn nach und kann typische Alzheimerablagerungen (sogenannte senile Plaques) zeigen.
Liquordiagnostik: Der Arzt entnimmt bei dieser Untersuchungsmethode Nervenwasser (Liquor) im Bereich der Lendenwirbelsäule. Zeigen sich die typischen Amyloid- und Tauproteine im Liquor, so bestätigt das mit sehr hoher Verlässlichkeit die Alzheimerdiagnose.

2 Wissen wollen, was kommt

„Liebe Mama, ich schicke dir ein paar Broschüren und Zeitschriftenartikel. Darin geht es auch um Menschen, die Alzheimer haben. Es gibt sogar Betroffene, die leben weiter alleine zu Hause. Da kommt dann vielleicht mal der Pflegedienst, aber sonst haben die nichts in ihrem Alltag geändert. Schau mal, denen geht es sogar ganz gut. In den Broschüren stehen viele praktische Tipps. Ich habe ein paar Ratgeber von der Deutschen Alzheimer Gesellschaft bestellt, die lasse ich gleich zu euch schicken. Darin geht es um die Krankheit und die Medikamente, aber vor allem auch um den ganzen rechtlichen Kram mit Vorsorgen und Vollmachten.

Ich habe mir ein Buch von einem amerikanischen Professor gekauft, der an Alzheimer leidet. Das fand ich beeindruckend. Selbst erkrankt sein und noch Bücher schreiben! Meine Kollegin hat mir auch zwei Bücher von zwei Betroffenen gegeben. Ich bringe das alles mit, wenn ich das nächste Mal zu euch komme. Ich habe in den vergangenen Tagen viel über Alzheimer gelesen. Am liebsten würde ich morgens aufwachen und der schreckliche Spuk namens Alzheimer wäre vorbei. Aber was jammere ich ... Habe ich überhaupt ein Recht dazu?

Am Anfang war ich geschockt, momentan fühle ich mich einfach nur überfordert. Ich finde es schade, dass ihr so weit weg seid. Ihr fehlt mir und vor allem würde ich euch gerne mehr helfen. Papa kämpft sich durch das ganze bürokratische

Zeug und schimpft die ganze Zeit. Aber wenn ich ihm dann anbiete zu helfen und ihn bitte, mir die Unterlagen zu schicken, dann will er nicht. ‚Ich will dich nicht noch mehr belasten, als du es sowieso schon bist', hat er gesagt. Wie kann ich euch denn helfen? Ich habe mal durchgerechnet, wie viele Urlaubstage ich für dieses Jahr noch habe. Es sind 14. Die werde ich irgendwie um die Wochenenden legen und die Zeit dann bei euch verbringen. Ihr fehlt mir sehr, und ich würde mich gerne um all die Dinge, die erledigt werden müssen, kümmern.

Ich hätte so gerne einen Masterplan, aber wie soll ich den aufstellen? Wer hilft mir dabei? Zu realisieren, dass du Alzheimer hast, ist immer noch schrecklich. Und die Tipps und Ratschläge von anderen helfen mir auch nicht. ‚Ihr könnt doch noch so viel Zeit zusammen verbringen', hat mir jemand gesagt. Ganz ehrlich: Das zählt null! Ich weiß nicht, wie lange diese Zeit ist und ich kann sie nicht genießen, ich habe immer den Zerfall vor Augen. Dieser schleichende Verlust, diese Ungewissheit ist einfach fürchterlich.

Ich freue mich wahnsinnig, dass ihr nächste Woche bei mir seid. Bei mir und meiner kleinen Maus. Ich wünsche mir ein zweites Kind. Trotz all der Trauer wäre das doch ein Hoffnungsschimmer. Ich hoffe inständig, dass ein Baby auch gedeihen kann, wenn seine Mutter manchmal sehr, sehr traurig ist."

Auf der Suche nach Informationen

Ich wollte gerne einen Plan haben. Ich wollte wissen, was da auf uns zukommen würde mit der Krankheit Alzheimer. Ich wollte wissen, was wir tun konnten. Also tat ich das, was ich als Journalistin am besten konnte: Ich recherchierte. Und ich recherchierte so gründlich wie nie zuvor. Ich suchte im Verlagsarchiv nach Artikeln über Alzheimer und Demenz und las, wie sich die verschiedenen Demenzformen unterscheiden. Ich bestellte Bücher und las bis in die Nacht hinein. Ich lernte, was die Unterschiede sind zu der normalen Vergesslichkeit, die im Alter bei fast jedem Menschen irgendwann auftritt. Dass sich Alzheimer nicht nur durch den Verlust der Erinnerungen und der Merkfähigkeit zeigt, sondern auch durch Probleme bei der Orientierung und Konzentration. Ich wollte all das wissen und saugte die Informationen auf wie ein Taschentuch, das man auf einen Wasserfleck legt. Ich hoffte, dieses Wissen würde mir einen Halt geben. Je mehr ich wusste, desto besser würde ich helfen können – und umso sicherer fühlte ich mich.

Ich wollte wissen, wie Alzheimer verläuft. Ärzte teilen den Verlauf in drei Stadien ein – von leicht über mittel bis schwer. Ich suchte nach Angaben zur Dauer der Phasen und fand ganz unterschiedliche und vage Aussagen. Ich wollte wissen, wie lange meine Mama mit Alzheimer leben könnte. Wie viel Zeit würden wir noch miteinander haben?

Ich suchte im Internet nach Medikamentenstudien und wollte wissen, welche Arzneimittel es gibt. War das, was Mama nahm, wirklich gut? Die Frage war eigentlich nicht, ob es gut war, sondern eher die: Gibt es etwas Besseres? Und die winzige Hoffnung, die jeder Betroffene, jeder Angehörige hat: Gibt es nicht vielleicht doch ein Wundermittel, das Alzheimer heilen kann? Mamas Arzt war klar gewesen: Medikamente können nicht heilen. Aber zu schön war die Vorstellung von einer Erfindung, die den Alzheimer verschwinden lassen könnte. Ich hing diesem Gedanken nicht sonderlich nach, ich wusste, dass er nur eine Fantasie war. Die Anwendung von Mamas Mittel schien simpel: Nicht geschluckt wurde es – sondern geklebt. Jeden Tag musste sie das Arzneipflaster wechseln und entweder auf dem Rücken, einem Arm oder dem Oberkörper platzieren.

Ich telefonierte mit einem Arzt, dessen Nummer ich über drei Ecken bekommen hatte und der in der Forschung bei einem großen Pharmaunternehmen arbeitete. Vielleicht wusste er ja von Mitteln, die gerade in der Erprobung waren und bald auf den Markt kommen würden. Wir sprachen lange über Behandlungsmöglichkeiten, und er bestätigte, was Mamas Arzt auch gesagt hatte: dass sie ein gutes Medikament erhielt, das sich in Studien bewiesen hatte. Das war einerseits enttäuschend, weil ich doch einen kleinen Hoffnungsschimmer hatte in puncto Wunderheilmittel, andererseits bestätigte es uns, dass diese Therapie geeignet war. Wir sprachen auch über solche Themen wie Umziehen. Ich wollte wissen, wie wichtig es für meine Mama wäre, in ihrer Heimatstadt zu leben, oder ob ein Umzug doch die bessere Variante sein könnte. Ich erinnere nicht mehr so viel von diesem Gespräch, aber der Satz „Irgendwann ist es egal, wo sie wohnen – sie suchen ihr Zuhause, finden es aber nicht mehr, auch wenn sie zu Hause sind" hat mich lange beschäftigt. War das die Aussicht? Bislang war ich davon ausgegangen, dass das Zuhause immer ein sicherer Ort sein würde. Aber was, wenn meine Mama sich da nicht mehr wohlfühlen würde? Könnte sie es dann woanders?

Ich las über die Erfahrungen von anderen Betroffenen. Das gab mir ein bisschen Zuversicht. Zum einen zeigte es, wie konkret Menschen mit ihrer Demenz leben, und dass es ihnen auch gut geht. Bücher, die von Betroffenen selber geschrieben sind, imponierten mir besonders, denn irgendwie zeigte das ja, dass die Alzheimererkrankung vielleicht doch nicht so schlimm war. In jedem Fall merkte ich, dass Alzheimer nicht sofort Pflegeheim bedeutet. Dass sich das Leben trotz Alzheimer einfach weiterdreht.

Aber wie würde es weitergehen? Was müssten wir planen? Wie viel gemeinsame Zeit würde uns bleiben? Wie langsam oder schnell würde die Krankheit voranschreiten? Müsste Mama in ein Pflegeheim? Während ich mir diese Fragen stellte, schien meine Mama gesünder als zuvor. Ihre Augenringe und ihr Ausschlag um die Augen waren verschwunden, die sie in den vergangenen

Monaten begleitet hatten. Es waren die Symptome, die uns denken ließen, dass irgendetwas nicht stimmte. An Alzheimer dachten wir allerdings nicht. Mama hatte viel gearbeitet, sie schien uns erschöpft und überarbeitet. Sie hatte sogar die Sommerferien abgewartet, um sich gründlicher untersuchen zu lassen. Sie wurde für zwei Tage ins Krankenhaus aufgenommen, aber das beunruhigte mich nicht besonders. Ich war mir sicher, dass die Ärzte die Diagnose Burn-out oder Depression stellen würden. Und ich war überzeugt, dass Ruhe und Entspannung das Einzige war, was Mama brauchen würde.

Doch nun: Alzheimer. Auch Wochen später hatte ich es noch nicht verstanden. Mama war manchmal sehr traurig, aber sie hatte auch Phasen, da war sie gelöst und fröhlich. Sagte das irgendetwas über die Prognose aus? Ich hoffte es. Mamas Arzt hatte sich sehr zurückgehalten. Auch erfahrene Ärzte könnten kaum den individuellen Krankheitsverlauf vorhersagen, meinte er. Manche Patienten leben 20 Jahre mit Alzheimer, andere nur zwei Jahre. Mit dem Medikament, so hatte Mamas Arzt erklärt, schreite die Krankheit langsamer voran. Man könne „ein bis zwei gute Jahre gewinnen", sagte er. Aber was hieß das genau? Müsste sie für den Rest ihres Lebens diese Medikamente nehmen, für „ein gutes Jahr"? Und was war eigentlich „ein gutes Jahr", wenn man die Krankheit Alzheimer hatte und das Vergessen und Zerfallen die Zukunft war? Mamas Leben würde sich verlängern, aber um welchen Preis? Würde sie ein schönes Leben haben können, trotz Alzheimer? Ich hatte so viele Fragen – und versuchte für mich, Antworten zu finden.

Über Alzheimer (nicht) sprechen

Ich informierte nicht nur mich, sondern auch den Rest der Familie. Ich schickte Zeitschriftenartikel an meinen Bruder und meine Eltern. Ich bestellte Broschüren über Alzheimer für sie. Es waren nicht nur medizinische Fragen, sondern auch jede Menge bürokratische, die uns beschäftigten und meinen Papa sorgten. Da war die Krankenversicherung, die die Kosten für das Medikament zunächst nicht übernehmen wollte – und wer sich damit auskennt, weiß, dass das deutlich höhere Kosten sind als eine Packung Kopfschmerztabletten. Da war ein Arbeitgeber, der diverse Atteste und Bescheinigungen forderte. Da waren weiterhin finanzielle Verpflichtungen von dem Haus meiner Eltern und die Sorge, ob und wie sie die in den kommenden Jahren begleichen könnten.

Wir sprachen viel über diese Art der Probleme und Papa fragte uns nach Rat. Wir fanden weniger Worte für unsere Gefühle und Gedanken. Und wenn wir sprachen, war da noch immer eine große Trauer und Hilflosigkeit. War es Unfähigkeit? Oder einfach der Versuch, so normal wie möglich weiterzuleben und der Alzheimererkrankung die Stirn zu bieten?

Wenige Wochen nach der Diagnose war ich auf einer Hochzeit eingeladen. Ein Studienfreund feierte und viele gute Freunde waren da, die ich aber schon länger nicht mehr gesehen hatte. Ich freute mich auf das Treffen, auch wenn ich tief innen traurig war. Ich freute mich auf die Ablenkung. Es war eine Trauung unter freiem Himmel. Es war ein Ort wie in einem Märchen, auf einer kleinen Anhöhe inmitten einer Klosterruine umsäumt von Bäumen. Es hatte etwas Magisches. Ich genoss es, meine Freunde so glücklich zu sehen. Aber nach ein paar Minuten fühlte es sich wie eine Trauerfeier an. Mit einem Mal hatte ich das Gefühl, dass es wie auf einer Beerdigung war, und von da an dachte ich nur noch an meine Mama. Ich konnte mich den ganzen Tag nicht mehr richtig entspannen. Auf dem Fest waren jede Menge Freunde, aber nur meine beste Freundin und mein Mann wussten von der Krankheit meiner Mama. Ich wollte den anderen nicht davon erzählen, wie es mir ging, und antwortete mit Banalitäten, wenn mich jemand fragte, wie es mir gehe und was ich so mache. Ich wollte nicht die Feier zerstören, vor allem wollte ich nicht weinen. Ich wollte einfach mal wieder fröhlich und unbeschwert sein.

Wie soll es weitergehen? Was heißt Alzheimer genau? Wir alle machten uns diese Gedanken, jeder machte sie mit sich aus. Dass Mama Alzheimer hat, erzählten meine Eltern nur engen Freunden und im Familienkreis. War es Scham oder Sorge, dass sie nicht weiter damit in die Öffentlichkeit gingen? Die Reaktionen auf Mamas Krankheit waren ganz unterschiedlich, aber sie zeigten, dass es den meisten unfassbar schwerfiel, damit umzugehen. Der Großteil sprach meiner Mama gegenüber liebe Worte aus, immer rücksichtsvoll und mit Vorsicht. Aber so mancher fand keine Worte. Meine Oma etwa, also die Mutter meiner Mama, sprach nicht darüber. Natürlich, auch sie hatte sich Sorgen um Mama gemacht, aber zwischen ihnen herrschte nicht diese zärtliche Nähe, die zwischen mir und meiner Mama immer war, und daran änderte auch die Diagnose Alzheimer nichts. Aber meine Oma und ich, wir waren uns immer nah gewesen. Wenn ich sie besuchte, versuchte ich die Vermittlerrolle zu übernehmen und erklärte, was Alzheimer ist. Ich hoffte, dass sie nicht nur verstehen würde, sondern dass meine Mama und ihre Mama einen Weg zueinander finden würden. Wenn ich meine Oma besuchte, brachte ich ihr Zeitschriften mit und erzählte von anderen Menschen, die Alzheimer haben. Meine Oma fragte wenig. War ihr bewusst, was Alzheimer war? Oder wollte sie nicht verstehen? Kam sie vielleicht gar nicht mit der Tatsache klar, dass ihre Tochter erkrankt war und sie, die doch viel älter war, bei bester geistiger Gesundheit? Mir fiel es ja schon schwer zu akzeptieren, dass meine Mama Alzheimer hatte, wie sollte es dann einer Mutter gehen, deren Tochter erkrankt ist? Was für eine verfehlte Laune der Natur.

Ich lenkte mich ab. Ich arbeitete viel. Ich wollte ganz dringend ein zweites Kind. Weil es ein Stück Normalität wäre inmitten der schrecklichen Diagnose, die auch mich getroffen hatte. Ich hoffte, dass es ganz schnell klappen würde mit dem Schwangersein, auch, damit meine Mama noch viel Zeit als Oma hätte. Damit sie eine Oma sein könnte, eine die kocht, spielt, strickt, vorliest – eine Oma, die sich kümmern kann, und nicht eine, um die man sich kümmert.

Mein Wunsch wurde wahr. Es waren keine drei Monate nach der Diagnose meiner Mama vergangen – und ich war schwanger. Die Zweifel kamen sofort: Wie sollte das werden mit dem Baby? Kann ich mich um Mama und Papa kümmern, wenn ich zwei Kinder habe? Durfte ich das überhaupt und war es nicht egoistisch, mein Leben weiterzuleben, wenn doch klar war, dass meine Eltern Hilfe bräuchten? Ich hatte Schuldgefühle deswegen und die Zweifel nagten an mir. Als ich von der Schwangerschaft erzählte, wurde das besser. „Ich freue mich so, dass du dich trotzdem getraut hast", jubelte meine beste Freundin. Wie würden meine Eltern reagieren? Würden sie enttäuscht sein, dass ich sie im Stich lasse und ein Kind bekomme? Ich weiß nicht, warum ich das dachte, denn Papa hatte immer klargemacht, dass wir unser Leben weiterleben und uns nicht wegen ihnen einschränken sollten. Aber dennoch: Ich machte mir viele Gedanken um meine Pflichten als Tochter. Denn ich wollte so unbedingt eine gute, ja die perfekte Tochter sein. Meine Sorgen waren unbegründet. Als ich von meiner Schwangerschaft erzählte, freuten sich meine Eltern. Mama weinte vor Freude, mein Papa fand vor Rührung keine Worte. Ich nahm mir vor, die Zeit bis zur Geburt so gut wie möglich zu nutzen und Mama und Papa zu unterstützen. Vielleicht würde das auch für meine Eltern ein gutes Zeichen sein, das darauf hinwies: Alles wird gut.

Allein mit der Angst

Ich fand niemanden, bei dem ich mich wirklich öffnen konnte. Zu Hause unterdrückte ich die Gefühle. Wenn meine Tochter wach war, wollte ich sie nicht belasten. Sie war zu klein, um Fragen zu stellen. Nach außen hin wirkte die Oma wie immer. Dass die Oma nun zu Hause war statt zu arbeiten und sich ihr Alltag abrupt geändert hatte, merkte mein Kind nicht. Meine Eltern besuchten uns und halfen mir, als ich für eine Woche allein war, mit ihr.

Jetzt hatten sie Zeit, das war schön. Ich erzählte meiner Tochter nichts von der Alzheimerkrankheit. Warum auch? Dann hätte ich von meiner Traurigkeit und meinen Ängsten erzählen müssen. Ich wollte warten, bis sich der Alltag veränderte und eine Erklärung brauchte.

Ich sprach auch sonst wenig über meine Sorgen und Ängste. Ich hatte ein paar Anläufe gemacht und befreundeten Müttern von der Diagnose erzählt. Aber es tat jedes Mal weh. Wie sollte ich auf dem Spielplatz so nebenher von etwas für mich so Unfassbarem sprechen? Ich wollte, dass mich jemand in den Arm nimmt und sagt: ‚Das ist echt sch…' Stattdessen hörte ich dann Geschichten von anderen tragischen Schicksalen und Krankheiten. Ich fühlte mich nicht ernst genommen in meinen Gefühlen, keiner schien meinen grau-trüben Schleier zu verstehen. Keiner konnte meine Panik teilen. Ich fragte mich immer wieder, ob ich nicht vielleicht übertrieb. ‚Stell dich nicht so an, Peggy. Du bist gesund. Du darfst nicht traurig sein und weinen. Du musst stark bleiben', dachte ich oft und versuchte dieser grauen Alzheimerwolke die Stirn zu bieten.

Ich suchte im Internet nach Menschen, denen es ähnlich ging wie mir. Ich fand ein paar Foren, aber oft ging es um konkrete Fragen und Hilfsangebote. Einen Austausch unter Angehörigen fand ich nicht. Ich hatte das dringende Bedürfnis, mit Menschen zu sprechen, die sich auskennen. Ich wollte nicht irgendjemanden hören, der sich dunkel an die Demenz seiner Uroma erinnerte. Ich wollte wissen, wie es wirklich ist. Bei meiner Recherche im Internet war ich längst auf die Deutsche Alzheimer Gesellschaft und ihre regionalen Gruppen gestoßen. Würde man uns da helfen können? Leider gab es in der Nähe keine Gruppe. Und so versuchte ich, alleine mit meinen Gefühlen klarzukommen.

Ich genoss die Zeit mit meinen Eltern. Ich freute mich über ihre Besuche. Sie schienen durch die Krankheit noch mehr zu einer Einheit gewachsen zu sein, als sie es ohnehin schon immer für mich waren. Ich fand es berührend zu sehen, wie mein Papa zu meiner Mama hielt. Wenn sie mitten im Gespräch anfing zu weinen, umarmte er sie sanft und küsste sie. Zu sehen, wie sie sich nach so vielen Jahren noch so sehr lieben und sich umeinander kümmern – das hat mich sehr gerührt.

Infoteil: Was tun nach der Diagnose? Ein Überblick über Medikamente, Therapien und Angebote für Angehörige und Betroffene

Es gibt keine Heilung von Alzheimer, aber eine Reihe von Therapien, die die Symptome hinauszögern oder Beschwerden lindern können. Die medikamentöse Therapie ist eine Säule, aber nicht die einzige. Eine wichtige Unterstützung und Hilfe sind nichtmedikamentöse Therapien wie Ergotherapie, aber auch Maltherapie oder Gesprächstherapie. Besprechen Sie sich mit dem Arzt über die Behandlungsmöglichkeiten. Für bestimmte Therapien können auch Rezepte ausgestellt werden. Im Laufe der Zeit wird sich der Therapieplan immer wieder anpassen, so sind etwa Gesprächs- und Verhaltenstherapie für Menschen mit beginnender Demenz geeignet, während Logopädie häufig in einem späteren Stadium sinnvoll ist. Diese Möglichkeiten gibt es:

Medikamentöse Therapien:

Wichtig: Die Mittel können nur richtig wirken, wenn sie nach Vorschrift eingenommen werden. Dabei können Angehörige oder Pflegedienste unterstützen. Treten Nebenwirkungen auf, sollten Sie dies rasch mit dem Arzt besprechen, er kann die Dosierung und die Mittel anpassen.

Antidementiva: Damit lässt sich der Gedächtnisverlust einige Zeit aufhalten. Der Großteil der Menschen mit Demenz spricht gut auf eine Behandlung mit Antidementiva an. Dabei unterscheidet man im Groben zwei Wirkstoffe: Azetylcholinesterasehemmer und Glutamatantagonisten. Azetylcholinesterasehem-

mer werden bei leichter und mittlerer Demenz empfohlen. Sie regulieren die Botenstoffe im Gehirn und können dazu führen, dass sich die Konzentrations-, Lern- und Denkfähigkeit nicht verschlechtert, in manchen Fällen verbessert sie sich sogar. Glutamatantagonisten werden bei mittelschwerer bis schwerer Demenz verwendet. Bei beiden Mitteln ist es wichtig, rechtzeitig und zum richtigen Zeitpunkt mit der Behandlung zu beginnen. Antidementiva machen nicht abhängig.
Antidepressiva: Es gibt unterschiedliche Typen von Antidepressiva, die auf verschiedene Weise wirken. Einige sind eher antriebssteigernd, andere antriebshemmend. Nicht selten leiden Menschen mit Demenz unter depressiven Verstimmungen oder Depressionen. Antidepressiva sollen die Stimmung aufhellen. Sie können auch in einer anderen Richtung wirken wie zum Beispiel bei heftigen Angstzuständen oder starken Schlafstörungen. Generell dauert es ein paar Wochen, bis die Mittel anschlagen. Sie sollten langsam dosiert werden und ebenso langsam abgesetzt werden.
Neuroleptika: Diese Mittel kommen zum Einsatz, wenn Menschen mit Demenz Aggressionen, Sinnestäuschungen oder Wahnvorstellungen entwickeln. Die Mittel wirken hemmend auf den Botenstoff Dopamin im Gehirn. Wegen zahlreicher Nebenwirkungen sollten sie nur begrenzt und mit äußerster Vorsicht eingesetzt werden und auch nur wirklich dann, wenn alle anderen Möglichkeiten ausgeschöpft sind.

Nicht-medikamentöse Therapien:

Nicht-medikamentöse Therapien und psychosoziale Interventionen können Menschen mit Demenz in verschiedenen Bereichen sehr gut helfen. Für die meisten Erkrankten ist es ideal, wenn sie ein fester Bestandteil der Betreuung sind. Einige Therapien können auf Rezept verschrieben werden. Besprechen Sie das mit dem Arzt. Scheuen Sie sich nicht, frühzeitig begleitende

Therapien zu machen und an entsprechenden Angeboten teilzunehmen. Es hat sich gezeigt, dass kognitive Stimulation bei leichter und moderater Demenz einen positiven Effekt auf die kognitive Leistung hat. Dies wirkt jedoch nicht langfristig, sondern für die Dauer des Trainings. Deswegen ist es sinnvoll, entsprechende Therapien und Verfahren dauerhaft und begleitend zu nutzen. Mit dem Lauf der Krankheit werden sich Bedürfnisse und Herausforderungen ändern, deshalb sollte die Art der Therapie und Maßnahme immer wieder individuell angepasst werden.

Ergotherapie: Sie kann Menschen mit Demenz unterstützen, Alltagsfertigkeiten möglichst lange beizubehalten. Zusammen mit dem Therapeuten werden Tätigkeiten wie Einkaufen, Kochen, Basteln, Anziehen geübt. Der Fokus ist auf der Selbstständigkeit und Selbstwirksamkeit, um so den Menschen mit Demenz zu stärken. Studien bestätigen, dass individuell angepasste ergotherapeutische Maßnahmen bei leichter bis moderater Demenz positive Wirkungen haben, vor allem dann, wenn sie im häuslichen Umfeld stattfinden und die Bezugspersonen eingebunden werden.

Physiotherapie: Darunter versteht man regelmäßige und gezielte Bewegungsangebote, die entweder als Einzel- oder Gruppentermine möglich sind. Studien haben gezeigt, dass mit einer gezielten Bewegungstherapie motorische Fähigkeiten langsamer abnehmen als ohne entsprechende Therapie und dass Menschen mit Demenz auch im Alltagsleben von dieser Therapie profitieren. Einzeltherapien sind häufig erfolgreicher als Gruppentherapien, weil sie gezielt auf die Fähigkeiten eingehen können und weder unter- noch überfordern, sondern individuelles Trainieren ermöglichen. Hilfreich ist es, wenn der pflegende Angehörige einbezogen und geschult wird.

Logopädie: Kommunikations- und Sprachprobleme stellen für Menschen mit Demenz und ihre Angehörigen eine große Herausforderung dar. Logopäden können mit verschiedenen Übungen helfen, die Kommunikationsfähigkeit zu unterstützen, indem sie die Wortfindung, die Aussprache und das Sprachverständnis fördern. Im fortgeschrittenen Stadium der Demenz treten häufig Probleme beim Essen auf, auch durch Schluckstörungen. Dabei kann die Logopädie ebenfalls helfen, indem noch vorhandene Fähigkeiten trainiert werden (Schlucktraining) und die Therapeuten Hinweise zur Zubereitung und zum Reichen der Nahrung geben.

Psychotherapie: Gespräche mit geschulten Psychologen oder Therapeuten können helfen, die Verunsicherung und Angst zu bewältigen. Diese können dabei unterstützen, die Diagnose und die Veränderungen anzunehmen und damit umzugehen. Gerade am Anfang der Erkrankung kann dies sehr hilfreich sein, aber auch im Verlauf sind Gespräche mit Psychologen und anderen Experten sinnvoll. Auch Gesprächsgruppen von Menschen mit Demenz, wo man sich untereinander in kleinem Kreis austauschen kann, können eine gute Unterstützung sein.

Künstlerische Therapien: Kunst-/Musik-/Tanztherapien bieten von Beginn an eine gute Unterstützung bei Unruhe, Aggression, depressiver Stimmung oder Ängsten. Über verschiedene Aktivitäten können kommunikative und soziale Kompetenzen gefördert werden. Bei der Musiktherapie werden Menschen mit Demenz über die Stimme oder Instrumente zum Mitmachen oder aktiven Anhören angeregt. Untersuchungen haben gezeigt, dass unabhängig von der Phase der Demenz eine Musiktherapie positiv auf die Psyche und das Verhalten wirken kann, vor allem bei Angstzuständen. Musik wirkt stärker als Worte, denn darüber werden vor allem die Gefühle erreicht.

Biografiearbeit und Erinnerungspflege: Therapeuten oder Psychologen arbeiten dabei häufig mit Bildern, Gegenständen, Musik oder Büchern aus der Vergangenheit des Menschen mit Demenz. Ziel ist es, in den Gesprächen schöne Erinnerungen zu

wecken, um ein positives Selbstbild zu entwickeln und den Menschen mit Demenz zu stärken. Welche Gegenstände sich eignen, hängt dabei von der Person und auch vom Stadium der Erkrankung ab. Das Vorspielen von Musik mit biografischem Bezug wird auch bei sehr unruhigen und aggressiven Menschen empfohlen, da es Effekte auf ihr Verhalten haben kann und sie beruhigt.
Tiergestützte Therapie: Dabei handelt es sich in der Regel um Besuchstherapien. Am häufigsten eingesetzt werden Hunde, aber auch andere Tiere wie Pferde, Esel, Kaninchen oder Meerschweinchen kommen infrage. Durch den Kontakt, das Kümmern oder das Beobachten werden die Sinne und Emotionen der Menschen mit Demenz angeregt. Studien zeigen, dass die Tiertherapie depressive Verstimmungen verbessert, Unruhe und Aggressionen lindern kann und Menschen mit fortgeschrittener Demenz reger und wacher werden können.
Sensorische Verfahren: Dazu gehören Methoden, um die Sinne anzuregen, etwa Aromatherapie, Massagen und Lichttherapie. So hat sich gezeigt, dass bestimmte Duft- und Aromastoffe auf Menschen mit einer mittleren bis schweren Demenz bei starker Unruhe eine entspannende Wirkung haben. Auch körperliche Berührungen wie bei einer Massage können beruhigend wirken.

Angebote für Angehörige:
Alzheimer betrifft nicht nur den Menschen, der die Diagnose erhält, sondern auch seine Angehörigen. Sie werden mit neuen Aufgaben und Herausforderungen konfrontiert und fühlen sich oftmals mindestens genauso alleine. Gut, wenn sie sich Hilfe und den Austausch mit anderen suchen. Das kann in einer *Gesprächstherapie* mit einem Psychologen oder einem *Coaching* mit einem Therapeuten sein, aber auch *Angehörigengruppen oder -beratungen* sind Möglichkeiten, sich mit dem Thema zu beschäftigen und sich über seine eigenen Gedanken und

Gefühle klar zu werden. Ich kann den Austausch in einer Angehörigengruppe sehr empfehlen und rate auch dazu, dies schon früh zu beginnen. In solchen Gruppen ist es manchmal sehr gemischt, was die Demenzformen und -stadien angeht, aber dennoch ist der Austausch untereinander oftmals sehr wertvoll und gewinnbringend. In einem Coaching wie auch in einer Therapie kann gezielter auf die individuelle Situation eingegangen werden. Solche Coachings und Beratungen finden auch telefonisch oder digital statt. Manche werden von den Krankenkassen bezahlt, bei anderen muss man die Kosten selber tragen oder sie funktionieren auf Spendenbasis. Egal wie, aber ich kann nur raten: Suchen Sie sich als Angehöriger ebenfalls jemanden zum Reden. Das kann auch eine befreundete Person oder der Partner sein. In jedem Fall tut es gut, sich auszutauschen, und ich möchte alle ermuntern, das zu tun. Denn nur wenn es den Angehörigen gut geht, können sie sich auch gut um den Menschen mit Demenz kümmern.

Angebote für Betroffene – unterstützte Selbsthilfe:
In Selbsthilfegruppen können Menschen mit Alzheimerdemenz und anderen demenziellen Formen von Vergesslichkeit über ihre Situation reden. Nicht alle haben ein tragfähiges privates Netzwerk oder sie möchten die Familie nicht belasten. Hier kann der Austausch mit anderen Betroffenen sehr hilfreich sein.

3 Alles wie immer! Alles wie immer?

„Liebe Mama, wie geht es dir? Du siehst gut aus, viel entspannter, als dies noch vor einem Jahr der Fall war. Du hattest immer so viele dunkle Ringe unter den Augen und jetzt ist alles weg. Darüber bin ich sehr froh. Papa und du, ihr geht lange Runden joggen, macht Spaziergänge und Radtouren. Du nimmst sogar wieder an Wettkämpfen teil. Darum beneide ich dich.

Ich wünschte, ich hätte so viel Zeit wie ihr. In den letzten Wochen der Schwangerschaft habe ich so weitergearbeitet wie bisher. Ich wollte auf gar keinen Fall, dass jemand auf die Idee kommt, ich könne meine Arbeit nicht schaffen. Ich bin gerne Mutter und liebe meine Tochter über alles, aber ich möchte doch nicht nur Mutter sein. Ich möchte gut arbeiten, sodass meine Chefs sehen, dass ich was kann. Ich wollte doch immer Journalistin sein und schreiben und erfolgreich sein, das möchte ich auch unbedingt weiterhin machen. Oder ist das egoistisch, jetzt, wo du krank bist ...

Ich möchte das alles schaffen, und zwar mindestens so gut, wie du es geschafft hast. Du hast doch auch mit zwei Kindern immer gearbeitet, da werde ich das doch auch hinkriegen.

Manchmal bin ich traurig, weil du nicht mehr so richtig für mich da bist. Die Schwangerschaft ist anstrengend und ich wünschte mir, ihr würdet mich unterstützen und zu mir kommen und im Alltag mit anpacken. Papa stresst sich so wegen der Versicherung und dem Geld, dabei braucht ihr euch doch keine Sorgen machen. Das wird schon alles laufen. Aber diese unnütze Sorge macht Papa oft fahrig und das tut dir auch nicht gut. Hoffentlich ist das bald alles durch, damit in dieser Hinsicht Ruhe einkehren kann.

Ich bin oft traurig. Liegt das an den Hormonen? Die Schwangerschaft war für mich bisher eine Zeit der Ungewissheit und der Angst. Ich mache mir so viele Gedanken um meine Zukunft, meine Familie, meinen Job, dass ich gar nicht unbeschwert und glücklich sein kann. Ich freue mich sehr auf das Baby, aber ich werde oft traurig wegen dir. Wir haben eine große Feier gehabt, Omas 80. Geburtstag. Und es war wirklich ein nettes Fest. Aber ich konnte es nicht genießen. Ich musste immer wieder daran denken, dass wir deinen 80. Geburtstag auf jeden Fall nicht so feiern werden. Ich weiß nicht mal, ob wir ihn überhaupt feiern werden. Das hat mich so traurig gemacht, aber ich habe mich nicht getraut, das zu sagen. Ich möchte ja nicht mal daran denken, dass es so sein könnte."

Stark bleiben

Während in meinem Bauch ein Baby wuchs, versuchten meine Eltern sich mit der Alzheimerkrankheit zu arrangieren. Es gab bürokratische Hürden und Fragen, die mit der Krankenversicherung geklärt werden mussten. Das machte meine Eltern unruhig. Mein Papa, der sich in all den Jahren nie um Versicherungen oder Finanzen gekümmert hatte, der nicht einmal zur Bank gegangen war, um Geld abzuheben, musste sich nun um Anträge und Rechnungen kümmern. Auf Mamas Schreibtisch, der früher immer so ordentlich war, lag nun ein Wirrwarr an ausgefüllten und leeren Anträgen, dazu Schreiben von der Krankenkasse und Versicherungen, dazwischen Schnellhefter und Ordner. Ich hätte gerne mal Ordnung gemacht. Einfach alles mal sortieren, um das Chaos zu zügeln. Aber Papa wollte keine Hilfe. „Ach, ich schaffe das schon", sagte er, wenn mein Bruder oder ich Hilfe anboten.

Darüber war ich eigentlich auch dankbar. So sehr ich meinen Eltern anfangs helfen wollte, so sehr kam ich mittlerweile selbst an meine Grenzen. Ich war in hohem Maße mit meiner Schwangerschaft beschäftigt. Mein Bauch wurde oft hart, das Baby war sehr aktiv und strampelte viel. Ich wollte Ruhe, aber im Alltag gönnte ich sie mir nicht. Ich arbeitete weiter, mittlerweile wieder mehr Stunden, und beschäftigte mich nebenbei mit meiner baldigen neuen Familiensituation. Es sollte noch ein Mädchen werden, und ich freute mich riesig über diese Nachricht. Aber ich war auch unsicher: Wie würde es sein mit zwei Kindern? Könnte ich dieses neue Baby so sehr lieben wie meine Tochter? Ich konnte mir das nicht vorstellen. Aber alle Mütter, die mehrere Kinder haben, meinten, das wäre so. Dass man seine Liebe nicht teilen muss, sondern sie sich verdoppelt.

Ich hätte gerne mit Mama darüber gesprochen, hätte sie gerne in meiner Nähe gehabt, aber meine Eltern waren weit weg und igelten sich ein. Sie wollten nicht zu uns kommen, bis sich das mit der Versicherung geklärt hatte. Meinen Papa plagte noch immer Sorge, dass Mamas Krankenversicherung die Kosten für die Alzheimermedikamente nicht übernehmen würde. Zu Beginn hatten sie die Rechnungen nämlich zurückgewiesen. „Das kann doch nicht sein", sagte ich. „Die müssen das übernehmen", meinte mein Bruder. Wir waren da zuversichtlich, aber Papa sorgte sich sehr. Auch der Rentenbescheid war noch nicht durch. Diese finanzielle Unsicherheit stresste ihn. Was konnten wir tun? Nicht viel mehr als ihn bestätigen, denn Papa wollte nichts aus der Hand geben. „Ich mache das schon", ließ er uns immer wieder wissen, wenn wir Hilfe anboten.

Ich weiß, er wollte stark bleiben und alles alleine meistern und seinen Kindern nicht zur Last fallen. Aber das machte mich auch traurig. In den letzten Wochen meiner Schwangerschaft hätte ich meine Eltern gerne häufiger gesehen. Ich schlief nachts schlecht, das Baby war dann wahnsinnig aktiv, und tagsüber kam ich nicht zur Ruhe. Meine Tochter wollte mit mir spielen und natürlich ging ich mit ihr nachmittags nach dem Kindergarten auf den Spielplatz oder spielte im Garten, auch wenn ich eigentlich nur liegen wollte. Ich wollte stark bleiben in meinem Job-Kind-Alltag – und so telefonierte ich vor allem mit meinen Eltern. Mama ging wie immer ans Telefon, wir erzählten von unserem Tag, von den kleinen Dingen und vom Wetter. Alles in fröhlichem Plauderton, und es war so schön, ihre Stimme zu hören. Aber danach habe ich oft geweint. Dennoch: Das Baby in meinem Bauch gab mir Kraft und Mut.

Ein Stück normales Leben

Meine Mama lenkte sich ab. Zu Weihnachten hatte ich ihr Leinwände und Acrylfarben geschenkt. Und was malte meine Mama? Tauben. Blaue Tauben. Bunte Tauben. Tauben, die ihre Flügel ausbreiteten und flogen. Diese Tauben hatten fulminante Flügel. Wünschte sich Mama, ihre Flügel ausbreiten und der Krankheit davonfliegen zu können?

Nein, sie lief ihr davon. In ihrer Kindheit und Jugend war Mama eine erfolgreiche Leichtathletin gewesen. Ihre Paradedisziplin waren die 400-Meter, und sie war im ganzen Bezirk die Beste darin gewesen. Zu einem Sportfest durfte sie die Fackel ins Stadion tragen. Davon gibt es ein Foto, das ich oft bewundert habe. In meiner Jugend war ich auch in einem Leichtathletikverein, dem selben wie meine Mama Jahre zuvor, und habe zeitweise fast täglich trainiert. Ich war sehr gut und habe viele Medaillen gewonnen, aber so schnell wie meine Mama war ich nie gelaufen. Den Beleg dafür hatte ich schwarz auf weiß. In meiner Jugend hatte

Mama mir ihr Wettkampfheftchen von früher geschenkt. Darin hatte sie fein säuberlich mit Füller jeden Wettkampf festgehalten: das Datum, den Ort, ihre Disziplinen und die Zeiten, die sie gelaufen war. Daneben stand, wenn sie eine persönliche Bestzeit gelaufen war, einen Rekord aufgestellt oder den ersten Platz belegt hatte (was sehr häufig war).

Sechs Jahre zuvor waren Mama und ich einen Halbmarathon gelaufen. Ich hatte mit dem Laufen nie wirklich pausiert, manchmal war es etwas weniger, dann wieder mehr. Seitdem ich in München lebte und arbeitete, lief ich wieder regelmäßig. Mama hatte als Sportlehrerin einen aktiven Alltag, aber das regelmäßige Laufen hatte sie erst im Jahr vor dem Halbmarathon wieder aufgenommen. Seitdem gehörte ihr Hobby wieder zu ihr und auch mit Alzheimer lief sie. Papa begleitete Mama beim Laufen, entweder lief er auch oder fuhr mit dem Rad.

Mama nahm sogar an kleinen Wettkämpfen teil. Sie lief in dem Stadion, wo sie schon als Mädchen gelaufen war, und machte Stunden- und Halbstundenläufe mit. Und sie sorgte sich um ihre Leistung wie damals als Schülerin. „Meine Zeit hat sich weiter verbessert. Ich bin froh, dass ich mich vom Tempo wieder steigere", hatte sie mir geschrieben.

Ich fand es merkwürdig, dass sie sich um ihre Laufleistung sorgte. Sie hatte vor nicht allzu langer Zeit die Diagnose Alzheimer bekommen – und nun dachte sie an ihr Zeiten beim Stundenlauf. Mir schien das anfangs ziemlich überflüssig. ‚Jetzt stress dich doch nicht wegen deiner Zeit beim Laufen', hätte ich ihr am liebsten am Telefon gesagt. Aber ich habe es halb fassungslos angehört und danach den Kopf geschüttelt. Zunächst. Doch dann habe ich verstanden, dass es nicht um die Zeit an sich geht, sondern um sie selber. Das Laufen war so ein wichtiger Teil von Mamas Leben. Mit gerade mal acht Jahren war sie zum ersten Mal zum Leichtathletiktraining gegangen – und es hatte sie nie mehr losgelassen. Sie hatte dort ihre Freunde, sie hat dabei ihre Liebe gefunden, das

Laufen gehörte zu ihr. Wenn sie auch mit Alzheimer weiter trainierte, zeigte das irgendwie: Ich bin ich und lasse mich nicht unterkriegen. Ich glaube, es gab ihr auch einen wichtigen Halt. Es war eine alte Routine im neuen Leben mit der Alzheimerkrankheit. Es war ein Stück normales Leben.

Mamas Arzt hatte den Sport sehr befürwortet, erst recht als er hörte, dass das Laufen immer ein wichtiger Teil ihres Lebens gewesen war. Er erklärte aber auch, dass es unabhängig davon positiv sei, auf regelmäßige Bewegung zu achten. Denn es würde den Körper stärken und könnte Erkrankungen wie Bluthochdruck oder Diabetes vorbeugen. Und er erzählte, dass es eine Reihe an Alzheimerstudien gebe, die positive Effekte von Bewegung gezeigt hätten. Sport könne das Fortschreiten der Symptome hinauszögern. Wichtig sei vor allem die Regelmäßigkeit, das betonte er. Er empfahl 30 Minuten tägliche Bewegung. Das schaffte meine Mama locker. Mamas Joggen konnte also nur gut sein, dafür, dass sie körperlich und mental fit blieb, und vielleicht konnte es den Alzheimer ein wenig in Schach halten.

Mut durch einen neuen kleinen Menschen

Während meiner Schwangerschaft beschlich mich manches Mal ein schlechtes Gewissen. Denn ein Baby – das war mir klar – würde erst einmal dazu führen, dass ich meinen Eltern noch weniger helfen konnte als sowieso schon. Andererseits: Das Baby führte auch dazu, dass wir alle ein wenig Mut schöpften. Meine Mama freute sich, dass ich noch ein Kind erwartete. Und als meine Tochter dann auf der Welt war, 16 Tage vor Termin, war die Freude riesig. Als ich meine Eltern aus dem Krankenhaus anrief, um zu sagen, dass meine Tochter geboren war, fehlten meinem Papa die Worte. Mama weinte vor Freude. Ich war glücklich und hoffte, dass Mama noch lange eine gute Oma sein könnte. Dass sie überhaupt eine Oma sein könnte. Als sie uns besuchten, um das Neugeborene zu begrüßen, konnte meine Mama sich kaum lösen von dem Baby. Sie strahlte die ganze Zeit. Wir saßen nebeneinander, und ich hoffte, dass dieser kleine Mensch in meinen Arm uns nicht nur für kurze Zeit Mut bringen würde, sondern diese gute Zeit auch noch lange anhielt.

Die gute Zeit sollte so lange wie möglich anhalten. Das wünschten wir uns alle. Wir fingen trotzdem an, uns mit dem Thema Patientenverfügung, Vorsorgevollmacht und Betreuungsverfügung zu beschäftigen. „Vielleicht wäre es ganz gut, das jetzt mal alles festzuhalten", schlug ich meinen Eltern vor. Viel zu lange hatten sie dies vor sich hergeschoben. Nun ging es meinem Papa nicht schnell genug. Er bestellte sich Vorlagen, füllte aus und wollte alles regeln. „Wir wollen auf keinen Fall eine Belastung sein für euch", sagte er. Aber es war für mich und meinen Bruder klar: Wenn Papa sich nicht um Mama kümmern könnte, würden wir das übernehmen. Meine Eltern gingen zur Notarin und hielten alles fest. Ich heftete meine Kopien der Vollmachten zu Hause schnell in einen Ordner und steckte diesen ganz nach hinten in den Schrank. Es war gut, diese Vollmachten zu haben und für den Ernstfall alles geregelt zu wissen, aber ich hoffte, sie nie benutzen zu müssen. Ich wünschte mir, dass die Vollmachten im Schrank verrotten würden und dass Mama wieder gesund wird und der Alzheimer verschwindet.

Infoteil: Vorsorgen – Drei wichtige Dokumente und mehr

Ich habe mich noch nie gerne mit Themen rund um Geld und Recht beschäftigt. Mit der Diagnose meiner Mama kamen auch Fragen auf wie: Wer darf Entscheidungen treffen, wenn Mama es nicht mehr kann? Wie ist das mit Vollmachten? Was ist eine Patientenverfügung – und braucht man die wirklich? Wir haben uns sehr früh um diese Vollmachten gekümmert, meine

Eltern haben sich intensiv beraten lassen. Ich möchte allen Angehörigen und Menschen mit Demenz empfehlen, sich frühzeitig um Vollmachten zu kümmern und zu besprechen, wer der Vertreter sein könnte und diese Aufgabe auch übernehmen möchte. Je früher dies geschieht, umso besser können sie über ihre Zukunft mitbestimmen und sich sicher sein, dass andere Personen in ihrem Sinne handeln. Welche Dokumente brauche ich als Kind, um mich um die Eltern kümmern zu können? Was gilt es zu beachten?
Vorsorgevollmacht: Damit ermächtigt man eine Person, stellvertretend zu entscheiden, wenn man dies selbst nicht mehr kann. Die Vollmacht bezieht sich umfassend auf alle Bereiche des Lebens oder einzelne Bereiche, man kann sie nach Bedarf auch anpassen. Anders als häufig angenommen, sind enge Familienangehörige wie Ehepartner oder Kinder nicht automatisch dazu berechtigt. Gibt es keine Vorsorgevollmacht, leitet das Betreuungsgericht ein Betreuungsverfahren ein und setzt einen rechtlichen Betreuer ein – das kann jemand aus der Familie sein, aber auch ein Fremder. Wenn es einen oder zwei nahe Familienangehörige gibt, denen man blind vertraut, sollte man diese mit einer Vollmacht ausstatten und so dafür sorgen, dass die eigenen Wünsche auch entsprechend umgesetzt werden, wenn man dies nicht mehr entscheiden kann. Es gibt verschiedene Vordrucke, die das erleichtern. Aber man kann natürlich auch eine eigene Vollmacht verfassen. Ort, Datum, Name, Adresse, Geburtsdatum und Unterschrift gehören zwingend darauf, auch Name, Adresse sowie Geburtsdatum des Bevollmächtigten. Für bestimmte Bereiche ist eine Beglaubigung vom Notar notwendig (wie etwa für Immobilien). Es gibt auch die Möglichkeit, mehrere Personen zu bevollmächtigen. Die Vorsorgevollmacht gilt entweder sofort mit Unterschrift oder ab dem Zeitpunkt, wenn man selber nicht mehr geschäftstüchtig ist. Ein Arzt kann dies bescheinigen. Wichtig ist, dass das Dokument gut zugänglich ist.

Betreuungsverfügung: Darin legt man fest, wen das Betreuungsgericht zum Betreuer einsetzen soll beziehungsweise wen auf keinen Fall. Unterschied zur Vorsorgevollmacht: Das Gericht prüft und kontrolliert den Vorgeschlagenen. Die Verfügung muss schriftlich verfasst, kann aber formlos sein: Ort, Datum und eigenhändige Unterschrift sind zwingend erforderlich. Auch hier gibt es entsprechende Vordrucke. Man kann auch festhalten, an welche Wünsche sich der Betreuer halten soll. Anpassungen sind jederzeit möglich, sollten jedoch mit Ort, Datum und Unterschrift dokumentiert werden. Die Betreuungsverfügung ist nur im Original gültig, sollte also gut auffindbar aufbewahrt werden oder einer Vertrauensperson übergeben werden.
Patientenverfügung: In diesem Papier kann man festhalten, welche Maßnahmen man zur medizinischen Versorgung wünscht beziehungsweise welche man nicht möchte. Diese Verfügung ist gültig, wenn man selber nicht mehr einwilligungsfähig ist. Sie ist verbindlich für Ärzte. Die Verfügung muss schriftlich vorliegen und eine genaue Beschreibung der entsprechenden Maßnahmen sowie die Unterschrift enthalten. Auch hier gibt es geeignete Vordrucke, deren Benutzung sinnvoll ist. Denn als Laie kann man häufig gar nicht richtig beurteilen, welche medizinische Maßnahme wann geeignet sein und welche Folgen sie mit sich bringen könnte.
Die persönliche Liste: Zusätzlich zu diesen Dokumenten möchte ich Sie ermuntern, eine persönliche Liste über sich anzufertigen. Was ist Ihnen wichtig? Welche kleinen Routinen haben Sie, die für Sie wichtig sind? Das kann der Kaffee mit Milch als Frühstück sein, die Abneigung gegen Pudding oder die Vorliebe für klassische Musik. Vielleicht sind Sie später mal in der Situation, in der Sie das nicht mehr äußern können. Für Ihr Wohlbefinden können sie aber eine große Rolle spielen.

4 Kleine große Veränderungen

„Liebe Mama, sei doch nicht traurig. Weine doch nicht. Es läuft doch alles gut. Warum weinst du denn, wenn ich abwasche? Sei doch dankbar, dass ich dir das abnehme. Ich möchte dich doch entlasten, wenn ich bei euch bin. Ich möchte, dass du dich ausruhen kannst und hinsetzt und in einer Zeitschrift oder in einem Buch liest, so wie du es früher getan hast. Weißt du noch, wir haben oft Bücher getauscht? Na ja, eigentlich habe ich dir meine Bücher weitergegeben, weil sie dich interessiert haben und du sie auch lesen wolltest. Das war schön.

Ach, Mama, spiel doch mit deiner Enkeltochter. Das wäre doch schöner, als in der Küche zu stehen und abzuspülen. Ich möchte, dass es dir gut geht und du keine Sorgen hast.

Von außen merkt man dir gar nichts an, weißt du das? Es sind Kleinigkeiten, an denen ich die Krankheit entdecke. Aber die sehe ich, weil ich dich gut kenne. Außenstehende merken häufig gar nichts. Die würden vermutlich nicht glauben, dass du Alzheimer hast. Ich kann es ja auch oft nicht glauben.

Was kannst du noch? Was weißt du noch? Ich bin mir teilweise sehr unsicher, was ich dir zutrauen kann. Du freust dich jedes Mal so sehr, wenn ich mit den Kindern zu Besuch bin, aber kannst du das alles noch? Klar, mein Baby halten, herumtragen und mit ihm schäkern, das kannst du. Du strahlst dann so - und das macht mich auch froh. Ich gebe dir mein Baby gern, und du weißt, ich bin da sehr eigen. Ich fühle mich unwohl, wenn jemand anderes sie halten möchte. Aber dir, dir gebe ich meine kleine Tochter sehr gerne. Obwohl ich mir auch nicht sicher bin, ob du ihre Zeichen erkennen kannst. Merkst du, wenn sie Hunger hat oder die Windel voll ist? Als meine Große mich neulich gefragt hat, ob sie mit dir zum Dorfteich gehen darf, habe ich Ja gesagt. Ich habe mich riesig gefreut. Und dann bekam ich Zweifel: Was, wenn du dich verläufst? Deine Enkeltochter hätte dir nicht helfen können, sie kennt sich bei euch im Dorf nicht aus und ist ja selber gerade mal vier Jahre alt. Was, wenn du weinst? Was würde meine Tochter dann machen? Ich war erleichtert, als ich sah, dass Papa mit euch zum Teich spazierte. Manchmal fühle ich mich, als würde ich auf einem Seil gehen, nicht schnell und beherzt, nein, sondern wackelig und zaghaft setze ich einen Fuß vor den anderen. Ich möchte dich doch nicht verletzen. Ich möchte dich normal behandeln, wie meine liebe Mama. Aber ich merke, dass ich oft schon anders reagiere und dass ich dir nicht mehr so viel zutraue. Diese Alzheimerkrankheit macht mich so unsicher."

Die Bedürfnisse (nicht) erkennen

Von außen wirkte meine Mama wie immer, aber die Dinge hatten sich verändert. Ich war sehr eingespannt in meinen Familienalltag fern von meinen Eltern. Ich war glücklich über mein zweites Kind, aber es war auch oft anstrengend. Das Baby raubte mir nachts den Schlaf, tagsüber war es entspannt und fröhlich. Es lag auf der Decke oder unter dem Spielebogen, aber die Große wollte dann Arzt spielen, basteln, malen, Türme bauen. Ich stresste mich, wollte alles perfekt machen und dachte schon lange wieder an meine Arbeit. Mama hatte nun viel Zeit. Sie lief regelmäßig zwei- oder dreimal in der Woche, machte sogar Yoga und werkelte fleißig in ihrem Garten. Alles grünte und blühte, so wie früher. Sie hatte so viel Freizeit – und trotzdem war sie nicht für mich da. ‚Warum kann sie mir nicht helfen?', fragte ich mich manchmal genervt. Ich war nicht nur gestresst von meinen Aufgaben im Alltag, ich war auch enttäuscht. ‚Warum muss ich alles alleine machen?' Das sagte ich Mama nie, aber ich fühlte es. Meine Kinder haben einen tollen Vater, der auch mich unterstützte. Er hatte seine Arbeitszeiten verändert und auch mir ermöglicht, zu meinen Eltern zu fahren. Aber ich fühlte mich trotzdem einsam. Ich wollte mich um die praktischen Dinge kümmern, meinen Eltern helfen, das Leben mit der Alzheimerkrankheit zu organisieren, und hatte eine Vorstellung davon, was sie brauchten.

Ich wünschte, ich hätte mir mehr Zeit genommen, um mich auszutauschen, mit meiner Mama, in meiner Familie und mit anderen. Aber es fiel mir leichter, mich mit meinen Gedanken und Gefühlen einzuigeln, statt mich mit ihnen auseinanderzusetzen. Mich machte es traurig und manches Mal auch wütend, wenn befreundete Mütter erzählten, wie ihre Mütter sie unterstützen. Ich habe meiner Mama nie einen Vorwurf gemacht, aber ich haderte sehr damit. ‚Warum hast du diese bekloppte Alzheimerkrankheit? Warum kannst du nicht mehr für mich da sein und meine Mama sein?' – Das waren meine Wutgedanken, die immer wieder auftauchten. Ich behielt sie für mich. Ich hütete sie wie ein Geheimnis. So wie meine Tochter ihre Edelsteine in ihr kleines Kästchen legte, so hätte ich auch sie gerne irgendwo abgelegt und eingesperrt. Aber sie kamen immer wieder. Immerhin: Ich konnte sie blitzschnell verschwinden lassen mit dem Gedanken: ‚Mama, hat Alzheimer, sie braucht mich.' Ich schämte mich für diese Gefühle. Welches Recht hatte ich, wütend zu sein, wenn meine Mama doch Mitgefühl und Unterstützung brauchte? Heute weiß ich, dass es nicht gut war, mein Gefühl zu unterdrücken. Ich war ja wütend und gestresst, aber wollte so tun, als hätte ich alles in der Hand. Ich habe mich nicht getraut, meinen Eltern von dieser Wut und Trauer zu erzählen, ich wollte sie nicht belasten, aber vielleicht wäre es eine hilfreiche Öffnung für uns alle gewesen.

Ich fuhr häufiger mit beiden Kindern zu meinen Eltern, voller Ambitionen und Pläne. Ich wollte unbedingt so viel wie möglich helfen. Ich wollte, dass wir viele tolle Momente verbringen. Ich wollte es perfekt machen und haben. Aber das wurde es nie. Wir hatten fröhliche und innige Momente, aber auch sehr anstrengende. Es gab Situationen, in denen ich mich fragte, warum ich das alles eigentlich machte. Wenn ich mit meiner Familie da war, wollte ich meine Eltern so wenig wie möglich belasten. Ich packte mit an, viel mehr als ich das früher getan hatte, weil ich meinen Eltern etwas Gutes tun – und mein schlechtes Gewissen besänftigen wollte. Die neue Aufgabenverteilung brachte aber auch Probleme mit sich. Beim Essenvorbereiten etwa übernahm ich oft das Kochen, weil ich zum einen wusste, was meine Kinder mögen, und zum anderen, weil ich meine Mama entlasten wollte. „Deckst du schon mal den Tisch“, sagte ich Mama und ließ sie mit der Aufgabe alleine. Ich dachte: ‚Tischdecken, das können doch schon Kinder, das wird sie hinbekommen.‘ Aber was tat Mama? Sie schlich um mich herum, lief im Flur auf und ab. Das nervte mich. „Setz dich doch hin“, sagte ich ihr. Sie ging weiter hin und her. ‚Vielleicht könnte sie den Salat machen?‘, überlegte ich. Klar, ist ja einfach – und das Rezept für die Soße hing ja auch an der Küchenwand, auf einem dieser Herzzettel, die sie fein säuberlich mit wichtigen Rezepten beschrieben hatte.

„Willst du den Salat machen?“, fragte ich Mama. Sie stellte sich neben mich, vor ihr lag der Salatkopf. Sie schaute ihn an. Ich wurde ungeduldig. „Rupfen, du musst die Blätter abrupfen“, sagte ich pampig und machte es ihr vor. Sie rupfte ein Blatt ab, noch eines, dann hielt sie inne. Mir war das zu langsam. Ich wollte das Essen schnell fertig bekommen, solange die Kinder bei guter Laune waren. Ich half meiner Mama und rupfte in meinem

Schnell-schnell-Tempo die Salatblätter. „Bringst du das Besteck rein“, bat ich Mama. Sie nahm Messer und Gabeln, trug sie ins Esszimmer. Fünf Minuten später ging sie wieder zur Besteckschublade und nahm wieder Messer und Gabeln heraus. „Das hast du doch schon gemacht“, entgegnete ich nur. „Wir brauchen noch Wasser“, meinte ich. Mama ging in den Keller, um die Wasserflaschen zu holen. Sie kam mit leeren Flaschen wieder hoch und fragte, was sie holen wollte. Und ich reagierte genervt. Heute tut mir das schrecklich leid, dass ich damals nicht gesehen habe, wie es Mama wirklich ging und was ihre Bedürfnisse waren. Ich war ja erschrocken, aber ich nahm mir nicht die Ruhe und den Moment, ihr nachzufühlen. Heute denke ich: ‚Was für ein schreckliches Gefühl muss das für meine Mama gewesen sein, wenn man etwas holen will und währenddessen schon gar nicht mehr weiß, was man eigentlich holen wollte.‘ Was für ein Vertrauen sie doch in uns hatte, dass sie ihre Gedanken öffnete und nicht überspielte – und wie denkbar schlecht war meine Reaktion gewesen.

Ich hatte so viel in Ratgebern gelesen und wusste es eigentlich besser, was Menschen mit Demenz brauchen. Aber im Alltag konnte ich das oft nicht umsetzen. Ich dachte, meine Mama wäre wie immer, denn nach außen hin sah sie gesund und fröhlich aus. Aber die Veränderungen hatten längst Einzug gehalten in Mamas Leben.

Papa war oft ungeduldig. Wenn Mama etwas zum fünften Mal sagte oder fragte, reagierte er irritiert oder wirsch. Wenn sie etwas erzählte, das nicht stimmte, korrigierte er dies. „Nein, das war so“, verbesserte er. „Papa“, stöhnte ich. Mein Bruder rollte mit den Augen. Aber Papa konnte sich manchmal nicht zurückhalten. Wenn es ihm gelang, ruhig zu bleiben und sie nicht zu verbessern, zog er schulmeisterlich seine Augenbrauen hoch. Der Lehrer in ihm bewertete weiter richtig und falsch. Und er korrigierte weiter. Aber nicht nur er. Auch ich korrigierte Mama. „Wir sind doch fünf

Personen, da sind aber nur vier Teller", oder: „Da fehlen doch die Löffel", sagte ich, wenn sie den Tisch ‚falsch' gedeckt hatte.

Wie sprach ich mit meiner Mama? Wie mit einem kleinen Kind? Wie ging ich auf Mamas Bedürfnisse ein? Nicht optimal. Ich war oft viel zu ungeduldig. Ich merkte nicht, dass ich sie mit einer Aufgabe wie Tischdecken überforderte. Heute weiß ich, dass es wichtig ist, ganz konkret um etwas zu bitten. Und ich habe auch gelernt, dass Korrigieren und Verbessern völlig fehl sind in der Kommunikation mit Menschen mit Demenz. Denn sie leben in ihrer Welt und in dieser erscheint alles richtig.

Und dabei habe ich es doch immer gut gemeint. Mama hat in der Phase viel per Hand abgewaschen. Obwohl meine Eltern einen Geschirrspüler haben, stand sie nach jeder Mahlzeit in der Küche und spülte das Geschirr ab. Ich wollte ihr die Aufgabe abnehmen und ihr damit etwas Gutes tun. „Ich mache das", hatte ich vielleicht etwas zu barsch gesagt. „Geh doch ins Wohnzimmer." Ich nahm Mama den Spüllappen ab und sie ging aus der Küche. Ich fing an zu spülen, ein wenig genervt, weil ich dachte, dass das doch auch eine Maschine erledigen könnte. Dann hörte ich ein Weinen aus dem Flur. Mama stand dort und fing an, bitterlich zu weinen. Papa kam schon, um sie in den Arm zu nehmen und zu trösten. Schlagartig wurde mir klar, dass ich Mama verletzt hatte, und ich hätte am liebsten mitgeweint. Ich hatte ihr ihre Aufgabe genommen. Ich hatte sie nicht ernst genommen. Ich hatte nicht bemerkt, dass das Abspülen für sie keine lästige Aufgabe war, sondern eine, die für sie wichtig war. Die ihr vielleicht Halt und Routine gab und zeigte, dass sie nicht nur eine Alzheimerpatientin ist, sondern immer noch ein wertvoller Mensch, der Aufgaben erfüllt und seiner Familie etwas Gutes tun kann. Jeder Mensch möchte gebraucht und wertgeschätzt werden – und Menschen mit Demenz machen da keine Ausnahmen. Mir tat es nach dem Vorfall in der Küche schrecklich leid, dass ich so blind gewesen war und nicht verstanden hatte, wie unsicher meine Mama war – und ich versprach mir, achtsamer zu sein. Meine Mama war immer so ein kontrollierter, vorbildlicher Mensch gewesen. Wie schrecklich musste sich der Gedächtnisverlust für sie anfühlen? Zu merken, dass man nicht mehr funktioniert und irgendwie gar nichts dagegen tun kann, was für eine grausame Vorstellung! Ich hatte Angst vor dem, was da noch auf uns zukommen würde. Aber wie mochte es da meiner Mama erst gehen? Dieser Perspektivenwechsel half mir, Dinge einzuordnen. Ich wünschte, ich hätte ihn viel früher und häufiger getan – und zwar nicht nur aus der Sicht der Verluste, sondern mit dem Anspruch, das Gute zu sehen und zu stärken.

Lücken in der Orientierung

Mama bekam zunehmend mehr Probleme bei der Orientierung – in der räumlichen wie der zeitlichen. Wir holten häufiger die alten Fotoalben aus dem Schrank und schauten sie uns an. Ich hatte oft den Tipp gelesen, dass man durch diese Erinnerungen dafür sorgen könne, das Gedächtnis anzuregen. Mama zeigte wenig Interesse. Sie schaute kaum hin, wenn wir durch die Alben blätterten und mal auf dieses oder jenes Bild zeigten. Papa hingegen war sehr interessiert. „Guck mal, hier!“, oder: „Weißt du noch, damals als ...“, versuchte er Mama immer wieder einzubeziehen. Aber mit wenig Erfolg. Ich fragte mich, ob sie uns auf den Fotos überhaupt erkannte. Neulich hatte ich ihr ein Exemplar der Zeitschrift gegeben, in dessen Redaktion ich arbeitete. Auf dem Cover war eine junge Frau, die ein Baby im Arm hielt. Mama betrachtete die Zeitschrift, lächelte und sagte freudig zu mir: „Das bist du!“ Nein, das war ich nicht. Die Frau sah mir ähnlich, sie war blond wie ich und hatte ein Baby, aber das war definitiv nicht ich. Ich war irritiert. Konnte Mama uns auf Bildern nicht mehr erkennen? Würde sie sich bald gar nicht mehr erinnern können?

An manche Dinge konnte sie sich sehr gut erinnern. Das merkte ich, als wir in einer größeren Familienrunde zusammensaßen. Ich hatte mich zuvor gefragt, ob das für Mama nicht zu anstrengend werden würde. Denn in Gesprächen mit vielen Menschen verstummte sie oft. Bei Antworten flüchtete sie sich häufiger in Belanglosigkeiten oder sprach übers Wetter. „Heute ist nicht so schönes Wetter“, sagte sie sehr oft. Aber bei diesem Gespräch war Mama sehr aktiv und sie blühte auf, als ihr Bruder von den Lehrern sprach, die die beiden damals an der Schule gehabt hatten. Sie lästerten über den alten Musiklehrer und lachten. Ich blieb stumm, kannte ja keinen von denen. „Kennst du den?“, fragte mein Onkel. Ich schüttelte den Kopf. Meine Mama staunte: „Aber das war doch unser Musiklehrer, den musst du doch kennen.“ Äh, was ...? Ich antwortete nicht, Papa fiel in einen belehrenden Ton: „Peggy ist doch viel jünger als du.“ Ich blieb für den Rest des Gesprächs still. Sie sprachen über alte Sportfreundinnen meiner Mama und schwelgten in Erinnerungen.

Wie konnte sich meine Mama so lebhaft an ihre Schulzeit erinnern, aber vergessen, was sie vor fünf Minuten getan hatte? Ich wusste, dass das typisch für Alzheimer ist: Das Kurzzeitgedächtnis ist zuerst betroffen, die kurzen, belanglosen Dinge merken sich Betroffene nicht mehr. Lange zurückliegende Ereignisse hingegen bleiben viel länger präsent, weil sie im Langzeitgedächtnis abgespeichert sind. Deswegen können sich Menschen mit Demenz häufig noch gut an Ereignisse oder auch Lieder und Gedichte aus ihrer Kindheit oder Jugend erinnern. Eigentlich war es nicht erstaunlich, dass meine Mama noch die Namen ihrer Sportfreundinnen kannte, denn der Sport war immer ein wichtiger Teil ihres Lebens gewesen. Einige Menschen mit Demenz leben immer mal wieder in einer früheren Phase ihres Lebens. Sie denken zum Beispiel, dass sie 30 Jahre alt sind und mitten im Berufsleben stehen. Oder eine Mutter von kleinen Kindern sind. Eine Sozialpädagogin erzählte mir, dass sie in der Tagespflege einen Mann gehabt hatte, der morgens immer seine Wanderschuhe anziehen wollte, um in die Berge zu gehen. Er war früher Bergführer gewesen. Dachte meine Mama, dass sie 15 Jahre ist? Sie sprudelte über vor Erzählungen an das Training im Stadion, das war schön. Aber es irritierte mich auch und ich war mir unsicher, wie wir damit richtig umgehen sollten. Mein Papa schaute irritiert, ich wusste nicht, was ich antworten sollte, als meine Mama nach dem Musiklehrer fragte. Ich kannte ihn ja gar nicht. Durfte ich ihr vorspielen, dass ich ihn kennen würde? War das Lügen oder die einzig richtige Reaktion?

Ganz normale Großeltern?

Spürte meine große Tochter meine Unsicherheit und meine Angst in Bezug auf die Alzheimererkrankung? Bekam mein Baby davon etwas mit? Wenn wir bei meinen Eltern waren, merkten sie dann, dass die Oma eine Krankheit hat? Ich sprach mit meiner Tochter nicht über Alzheimer. Es schien mir immer noch so abstrakt. Von außen wirkte die Oma doch gesund. Wie sollte eine Vierjährige verstehen, was eine Demenzerkrankung ist? Die morgens auf dem Weg in den Kindergarten einen Regenwurm gerettet hat. Dieser kleine vertrocknete Wurm lag auf dem Fußweg. Meine Tochter nahm ihn vorsichtig in ihre Hände, bettete ihn auf ein Blatt und legte ihn unter die Hecke. „Nicht dass er noch krank wird, weil er doch schon tot ist", sagte sie. Wie konnte meine feinfühlige Tochter so etwas Unheimliches wie Alzheimer verstehen?

Ich kaufte ein Bilderbuch, in dem es darum geht, dass die Oma Alzheimer hat. Ich hatte gehofft, dass ich ihr anhand der Geschichte erklären könnte, was Alzheimer ist, und dass wir ein Gespräch über die Oma und ihre Krankheit beginnen würden. Ich hatte mir solche Mutter-Tochter-Momente vorgestellt, wie man sie in Filmen sieht: Da erklärt die Mutter geduldig, die Tochter ist eng an sie gekuschelt, fragt nach, sie unterhalten sich, alle sind glücklich und zufrieden. Die Realität sah so aus: Ich las das Buch vor, meine Tochter sagte nichts dazu. Ich erzählte ihr, dass die Oma auch Alzheimer hat, und fragte, ob sie etwas darüber wissen möchte. Meine Tochter schüttelte den Kopf, blieb stumm – und das war es. Das Buch stellte ich in den Schrank, mit der Zeit rutschte es immer weiter nach hinten. Fand mein Kind das Buch doof? Wollte sie nichts von dem Thema hören? War es schwierig oder langweilig für sie? Merkte sie, dass ich unsicher war? Dass ich eigentlich nicht wollte, dass sie fragt, weil ich Angst hatte, nicht antworten zu können. Und ich hatte Angst vor meinen Gefühlen. Ich wollte vor den Augen meiner Tochter nicht weinen und traurig sein.

Ich wollte so oft es geht zu meinen Eltern fahren. Auch wenn das mit Baby stressig war, aber es erschien mir so wichtig, nicht nur für mich, auch für meine Eltern. Ich wollte, dass sie ganz normale Großeltern sein konnten. Meine Mama lachte, wenn sie das strahlende und glucksende Baby sah. Sie schäkerte mit ihm, wie Omas mit den Enkeln schäkern. Sie wollte es gerne halten und tragen. ‚Hat Mama sich die Hände gewaschen? Hält sie meine Kleine fest?', überlegte ich kurz und gab ihr mein Baby. Mama trug die Kleine durch das Haus, wiegte sie hin und her, blubberte und brabbelte mit ihr in der feinsten Babysprache. Es war ein hinreißendes Bild: eine glückliche Oma mit einer glücklichen Enkeltochter, die sich obendrein noch verdammt ähnlich sehen in ihren Gesichtszügen.

Meine Große wandte sich lieber an den Opa. Sie spielte mit ihm „Hundi", eines ihrer Lieblingsrollenspiele. Und mein Papa spielte einen tollen Hund. Sie zwickte ihn etwas oder streichelte ihn und sagte: „Hundi?" Er sollte so tun, als ob er zubeißt. Sie erschrak bei jeder spielerischen Beißattacke meines Papas ein wenig und rief dennoch immer wieder: „Noch mal." Es war schön, den beiden zuzusehen und zu erleben, dass mein Papa befreit war von seinem ewigen Grübeln über die Zukunft mit Mamas Alzheimer. Meine Tochter lebte ihre Rollenspiele aus – und Papa machte mit. Sie ordnete einen Morgenkreis wie im Kindergarten an. Sie legte alle Kissen auf den Boden, mein Papa wartete gespannt auf seinen Einsatz. Dann sang meine Tochter und wir sollten tanzen. Und so tanzte sie mit dem Opa und mir durch das Wohnzimmer. Das waren die schönsten, freiesten Momente seit Langem und diese schreckliche Alzheimerkrankheit war mal gar nicht anwesend.

Meine Tochter ging auf Abstand zur Oma. Ich wusste nicht, warum. Ich dachte, es könnte an Mamas Krankheit liegen, heute denke ich, dass meine Unsicherheit und Sorge die viel größere Rolle spielten, denn natürlich spürte meine Tochter, dass ich mich meiner Mama gegenüber angespannt verhielt. Ich versuchte, die beiden zusammenzubringen. Zum Beispiel beim Basteln. Ich wollte Tischkärtchen und Teelichtgläser für die Taufe der Kleinen basteln. Ich dachte, dass es für meine Mama kein Problem sein sollte, mitzumachen. Sie, die früher die kunstvollsten Blumengestecke gezaubert hatte und aus Seilen wunderschöne Makramee-Hängeampeln knüpfen konnte, sie würde es doch schaffen, eine ausgestanzte Papiertaube auf ein Band zu kleben, das um ein Glas zu wickeln und es festzukleben. Mama nahm das Glas in die Hände und drehte es hin und her, zwirbelte die Täubchen mit den Fingern. Ich erklärte und zeigte noch einmal, wie ich mir das fertige Glas vorstellte. Ich hatte ja schon alles vorbereitet: die rosa Bänder in der passenden Länge zurechtgeschnitten, daneben lagen die ausgestanzten Tauben. Die Aufgabe konnte nicht einfacher sein: Kleber auf das Band, das Band um das Glas wickeln, kurz andrücken, Kleber auf die Taube und diese festkleben. Während meine große Tochter fleißig schnitt, klebte und perfekte Tischkärtchen und Teelichtgläser bastelte, kam Mama nicht weiter. Mein Gefühl schwankte zwischen Enttäuschung und Genervtsein. Warum geht das nicht? Warum kann Mama das nicht mehr? Sie, die doch so kreativ war? Die alles im Haus dekoriert hat, mit einer Leichtigkeit und Hingabe und Freude?

Basteln mit Mama und meiner Tochter – in meiner Vorstellung war alles so schön gewesen, in der Realität wurde es eine große Enttäuschung, vor allem für mich. Ich fühlte mich gespalten, wollte für beide da sein, aber sie hatten unterschiedliche Bedürfnisse. Während meine Mama ihre Bastelfertigkeiten verlor, wurde meine Tochter immer geschulter darin. Beide brauchten Begleitung und Unterstützung, aber ganz unterschiedliche. Die eine war plötzlich viel langsamer als sonst, die andere wurde immer schneller.

Wie sollte das in Zukunft werden? Wenn meine Mama mehr Unterstützung und Hilfe benötigen würde? Und meine Töchter ja auch mich als ihre Mutter bräuchten? Wie sollte ich mich da arrangieren? Würden meine Töchter auch mal für die Oma da sein können? Eine Freundin hatte mir erzählt, dass ihre alzheimerkranke Oma mit bei ihnen im Haus gewohnt habe und dass sie schon als Kinder häufig mitgeholfen hätten, sich um die Oma zu kümmern. Das konnte ich mir gar nicht vorstellen.

Eine neue Beziehung entsteht

Keiner konnte mir sagen, wie die Zukunft werden würde. Das machte mich unruhig. Ich suchte im Internet nach Antworten, und fand doch immer nur viele medizinische Erklärungen. Doch wie war es wirklich, wenn die Alzheimererkrankung nach und nach voranschritt? Worauf kam es an? Wie konnte ich helfen? Mamas Arzt war für die Untersuchungen da gewesen, aber emotional fühlte ich mich nicht verstanden. Ich suchte nach anderen Angeboten – und fand eine Angehörigeninitiative in Leipzig. Sie bot ein ganzes Spektrum an Beratungen und Hilfen an, und ich wollte das gerne wahrnehmen. „Was sollen wir da?", fragte Papa zuerst skeptisch. Ich argumentierte mit Beratung über Unterstützungsangebote und die Einstufung der Pflegebedürftigkeit durch die Pflegekassen. Wir wüssten ja gar nicht, wie das abläuft, und bei der Angehörigeninitiative könnte uns doch sicher jemand gute Tipps geben. Aber eigentlich wollte ich etwas ganz anderes wissen: Ich wollte erfahren, wie es wirklich war, mit Alzheimer zu leben, und was wir tun müssten. Ich wollte in meinem Leben so weitermachen wie bisher: stark und organisiert. Ich wollte gerne einen Plan haben, dieses Ungewisse belastete mich. Ich wollte allen zeigen, dass ich stark bin, dass ich tapfer und mutig bin und mich diese Diagnose nicht umhaut. „Ja, kann man ja machen", willigte Papa ein. Mein Bruder fand, das wäre eine gute Idee. Er wollte versuchen, dabei zu sein.

Tage später traute ich mich und wollte einen Termin für eine persönliche Beratung ausmachen. Nervös tippte ich die Nummer der Angehörigeninitiative in mein Handy, mein Herz schlug bis zum Hals, aber es ging nur ein Anrufbeantworter an. „Ich wollte mich mal nach einem Beratungstermin erkundigen", stotterte ich und gab meine Nummer und E-Mail-Adresse an. Nachmittags, als ich mit meiner Tochter auf dem Spielplatz war, rief Dr. Josef Hille, der Leiter der Alzheimer Gesellschaft Leipzig e. V. und der seit dem Jahre 2010 in Eigenverantwortung betriebenen Demenz-Beratungsstelle, zurück. Ich war überrumpelt, obwohl ich doch auf den Anruf gewartet hatte. Mit einem Auge immer bei den Kindern erklärte ich mein Anliegen. Und dann machten wir einen Termin aus. Dr. Hille hatte darum gebeten, ohne Mama zu kommen. „Ohne Mama? Ich weiß nicht", sagte Papa, als ich ihn anrief und davon erzählte. „Das ist besser, meinte der Leiter der Beratungsstelle", gab ich weiter. Papa war skeptisch. Ein paar Wochen später fuhr ich zu meinen Eltern. Wir hatten ausgemacht, dass Mama in der Zeit, in der wir nach Leipzig fuhren, bei ihrem Bruder sein könnte. Wir brachten Mama zu ihm. „Es geht nur um etwas Rechtliches, um Versicherungen und so", hatte ich erklärt. Auch Mama hatten wir das gesagt. Papa war angespannt, er schaute ernst. Ich war nervös und hatte ein schlechtes Gewissen. Was dachte Mama? Etwa, dass wir sie in einem Heim unterbringen wollten? Dachte sie, wir würden sie loswerden wollen? War es okay, ohne sie zu der Beratung zu gehen? Irgendwie fühlte ich mich schlecht, obwohl wir ja nur das Beste im Sinn und auch die Wahrheit gesagt hatten.

Wir waren viel zu früh da und gingen noch ein Stück spazieren. Alle paar Minuten schaute ich auf die Uhr. Papa auch. Fünf vor zwei klingelten wir. Dr. Hille erwartete uns schon. Wir gingen in den Beratungsraum. Nüchtern-weiß war es und kühl. ‚Würde dieser Termin was bringen?', fragte ich mich. Was würde Mama denken, wo wir sind? Am Beginn der Beratung erzählte Papa, dass Mama Alzheimer hat und dass wir einiges an Fragen hätten und nicht wüssten, wie das mit den Pflegegraden sei. Wir sprachen lange und intensiv miteinander. Ich notierte mir die Buchtipps, mich interessierten die Ratgeber des niederländischen Psychologen Huub Buijssen. Der Titel *Die magische Welt von Alzheimer* klang irgendwie schön. So viel schöner als jene der nüchternen Informationsratgeber, die ich bislang gelesen hatte. Papa wirkte sehr gefasst, er machte sogar Scherze, so wie er das immer gerne macht. Wir beide stockten, als Dr. Hille sagte: „Es gibt auch ein Leben nach der Demenz der Mama, vergessen Sie das nicht." Er sagte das in einem netten Ton und lächelte dabei, aber die Botschaft traf mich mitten ins Herz. Herr Dr. Hille schilderte weiter, wie durch ihn unterstützt seine Frau ihre Mutter begleitet und gepflegt habe, wie sie beide im über Jahre währenden Fürsorgeprozess viele Erfahrungen gesammelt und sich schließlich dazu entschlossen hätten, aus ihren eigenen Erfahrungen anderen Familien Problemlösungen zu vermitteln und damit bewährte Hilfen für die Angehörigen wie die Demenzbetroffenen aufzuzeigen. Das Gespräch stimmte uns zunächst traurig, weil Sätze fielen, die wir gar nicht hören wollten. Aber das Gespräch hat auch Mut gemacht, denn ich merkte: Wir sind nicht alleine. 1,6 Millionen Menschen leben in Deutschland mit der Diagnose Demenz, und sie alle haben Angehörige, die, wie ich, diese Aufgabe zu bewältigen versuchen. Denen es vielleicht genauso geht. Es tat gut, mit jemandem zu sprechen, der aus erster Hand seine eigenen Erfahrungen und diejenigen anderer Familien aus hunderten geführter Beratungsgespräche kennt und zu bewerten weiß – mehr noch: aus berufenem Mund zu erfahren, dass das Schicksal Demenz in familiärer Fürsorge eingebettet seine angstbesetzte Bedeutung und Wirkung verlieren kann.

Wir sprachen fast zwei Stunden, dann wurde Papa nervös. „Wir müssen doch zu Kerstin", sagte er. Dr. Hille gab uns ein paar Broschüren mit und eine Adresse zur Unterstützung in Fragen der

Pflegeversicherung. Denn noch hatte Mama keinen Pflegegrad, uns erschien das nicht notwendig bislang. Wir bedankten uns und stiegen in unser Auto. Mir war kalt. Ich griff das eisige Lenkrad, wollte schon losfahren, da fing Papa an zu weinen. „Ach, Peggy, dass deine Mutti diese Krankheit hat, ich kann es kaum glauben“, sagte er mit heiserer Stimme. Tief im Inneren konnte ich es auch immer noch nicht glauben. Das wohl gemeinte und ehrlich geführte Beratungsgespräch hatte uns gerade eben die Realität vor Augen geführt. Es fühlte sich an, als hätte Dr. Hille einen Schleier gelüftet, den Schleier des alten Lebens, und uns für einen Moment aufgezeigt, wie das Leben mit Alzheimer von dem Betroffenen erlebt wird, wie es von den Angehörigen verstanden werden sollte und wie es freudvoll und vor allem menschenwürdig in liebevoller familiärer Obhut gestaltet werden kann. Wir saßen im kalten Auto, ich hörte unseren Atem. Meine Hände waren eisig, ich rieb sie leise aneinander. Es war ein durch und durch trauriger Moment – und doch sehe ich ihn im Nachhinein positiv. Denn es war auch der Beginn einer neuen, anderen Beziehung. Ich glaube, es war das erste Mal, dass Papa mir von seinen Gefühlen erzählt hat. Es war das erste Mal, dass ich ihn weinen sah.

Infoteil: Fünf Kommunikationsfehler – und wie es besser geht

Wie wir miteinander umgehen und sprechen, spielt eine große Rolle, erst recht bei Menschen mit Demenz. Wir kommunizieren über unsere Worte und noch viel mehr – und dabei kann es leicht zu Missverständnissen kommen. In der Kommunikation mit Menschen mit Demenz können bestimmte Basisregeln helfen. Rückblickend habe ich viele Fehler gemacht. Aber ich habe daraus gelernt und teile meine Tipps und Erfahrungen hier:

1. *Kein Wissen abfragen:* Wann wart ihr im Urlaub auf Madeira? Was gab es gestern zum Mittagessen? In Gesprächen

geht es immer auch um Fakten, also Dinge, die objektiv nun mal so sind. Es gibt ein Richtig und ein Falsch. Menschen mit Demenz setzen solche Wissensfragen unter Druck, denn sie spüren ihre Defizite ja auch. Ihr Gedächtnis arbeitet nicht mehr so gut, sie können sich nicht erinnern. Ereignisse aus ihrer Kindheit und Jugend können sie sich häufig viel besser in Erinnerung rufen als solche, die gestern oder vor zwei Wochen passiert sind. Wissensfragen machen unzufrieden, manche werden traurig, andere wütend oder hilflos. Viele nutzen dann Schutzstrategien, flüchten sich in Ausreden oder Floskeln oder werden laut und versuchen, sich zu verteidigen: ‚Das weiß ich doch genau.' In so einer Diskussion verlieren letztlich alle, versuchen Sie, sie zu vermeiden. *Besser:* Auf Wissensfragen verzichten oder aber das Wissen in die Frage integrieren, sodass Ihr Gegenüber es bestätigen kann und somit ein positives Kommunikationserlebnis hat (‚Weißt du noch, als ihr 1990 diese lange Wanderung gemacht habt ...?').

2. Nicht korrigieren: Menschen mit Demenz können Geschehnisse nicht mehr richtig einordnen. Häufig stimmen die Erinnerungen nicht. „Das war doch aber ein netter Lehrer, dein Mathelehrer", sagte Mama mal. „Das war doch gar nicht mein Lehrer", war meine Antwort. Auch wenn die Antwort richtig war, so war sie doch falsch. Denn im Gespräch mit Menschen mit Demenz sollte es nicht darum gehen, recht zu haben. Denn jeder lebt in seiner Welt und in der ist das durchaus stimmig. *Besser:* Akzeptieren und auf Emotionen eingehen. Bei Anschuldigungen oder Vorwürfen (‚Du hast doch meinen Geldbeutel weggenommen') fällt das nicht leicht, versuchen Sie dennoch, Diskussionen zu vermeiden und auf der emotionalen Ebene mit Menschen mit Demenz im Gespräch zu bleiben.

3. Klare Ansagen machen: „Deck bitte den Tisch" oder „Zieh dich schon mal an" war eine häufige Bitte, die ich äußerte. Ich war gewohnt, dass meine Mama wusste, was zu tun ist. Aber sie wusste es nicht mehr. Solche unklaren Ansagen sind für Menschen mit Demenz zu komplex. Man muss wissen und sich merken, was es zum Essen gibt, welches Geschirr und welches Besteck man dazu braucht, wie viel davon man braucht und wie man das alles am Platz hinlegt. Auch lange Fragen zu verstehen und komplexe Gespräche mitzuverfolgen wird immer schwieriger für Menschen mit Demenz. *Besser:* Klare Ansagen machen oder eine Schritt-für-Schritt-Anleitung geben, etwa sagen: ‚Ziehst du bitte deine blaue Sommerjacke an und ein Tuch.' Oder: ‚Wir brauchen vier Gabeln und vier Teller.'

4. Auf die Körpersprache achten: Auch in einem weit fortgeschrittenen Stadium der Alzheimererkrankung, wenn Menschen mit Demenz Worte nicht mehr verstehen, spüren sie Emotionen sehr gut. In der Kommunikation mit Menschen mit Demenz kommt es viel mehr auf das Wie als auf das Was an. Denn über die Gestik und Mimik übertragen sich die Stimmungen und Gefühle auf sie. Unruhe, Hektik, Stress gehen auf sie über und verunsichern sie. Menschen mit Demenz fehlt aber die Fähigkeit, das zu verarbeiten und verstehen. Sie reagieren darauf mit Unruhe, Weinen oder auch aggressivem Verhalten. *Besser:* Auf die eigene Mimik und Gestik achten und versuchen, Stress zu vermeiden. Mimik und Gestik gezielt einsetzen, denn dadurch erhält der Mensch mit Demenz auch Bestätigung.

5. Das Gesprächstempo anpassen: Unsere Gespräche liefen oft nebenher ab, waren komplex oder durcheinander, Mama saß daneben, konnte dem Gesagten aber nicht mehr folgen. Ironische Bemerkungen konnte sie nicht mehr verstehen, Anspielungen ebenso wenig. *Besser:* Sich Zeit nehmen und im Gespräch aufmerksam und zugewandt sein. Die Muße haben, den anderen nachdenken und ausreden zu lassen, und seine Antworten und dadurch auch ihn als Person wertschätzen. Menschen mit Demenz brauchen Zeit, Ruhe und Aufmerksamkeit – das sollten sie auch in der Kommunikation bekommen.

5 Deine Welt, meine Welt

„Liebe Mama, meine Kinder werden mit jedem Tag größer. Die Kleine ist schon kein Baby mehr. Sie geht in die Krippe, spielt und läuft und plappert, wie kleine Kinder das tun. Und die Große geht sogar alleine zum Bäcker, um Brötchen zu holen. Bald kommt sie in die Schule. Das ist doch schon eigenartig: Da werden die Kleinen groß - und statt dass ich mich freue, werde ich vor allem wehmütig. Ging dir das auch so?

Ich bin mir so unsicher, was unsere Zukunft anbelangt. Ich würde gerne sämtliche Dinge planen und wüsste gerne, wie ich alles machen soll, damit es klappt. Ich weiß nicht, wie das gehen soll. Beruflich habe ich das Gefühl, dass ich auf der Stelle trete. Aber so, wie es jetzt ist, bekomme ich die Kinder und den Beruf gut unter im Alltag. Ich fühle mich oft alleine, auch in meiner Beziehung. Und ich grübele oft darüber nach, wie ich mich am besten um dich kümmern könnte. Sollen wir hier in München ein großes Haus mieten und alle dort einziehen? Soll ich nach einer Wohnung in einem Betreuten Wohnen suchen? Bei mir? Bei euch?

Weißt du, als wir alle zusammen in Polen waren und nach so vielen Jahren Papas Bruder wieder getroffen haben, das war schon etwas ganz Besonderes. Warum hat es so lange gedauert, bis sie wieder Kontakt hatten? Jeder hat so in seinem Alltag gelebt und gezögert und gezaudert, bis es fast zu spät war. Ich habe Angst, dass mir das mit meinem Leben auch passiert. Dass ich irgendwann aufwache und bereue, was ich nicht getan habe. Hast du das Gefühl auch manchmal? Bist du enttäuscht, dass du irgendetwas nicht getan hast? Hattest du nicht auch noch Pläne und Wünsche für dein Leben? Hat die Alzheimerkrankheit dir die kaputt gemacht? Gibt es denn etwas, das du noch umsetzen könntest?"

Fest im Alltag

Mein Leben mit zwei kleinen Kindern und Beruf hatte mich fest im Griff. Gerade im ersten Jahr passiert so viel – und ich habe all das genossen an meiner zweiten Tochter: ihr Glucksen und Lachen, ihre ersten Schritte, ihre Freude daran, mit anderen Kindern zu spielen. Das hat mich auch abgelenkt von den Sorgen um meine Mama.

Wir haben immer noch regelmäßig telefoniert, aber ihr fiel es zunehmend schwerer und mir ebenfalls. Während es früher eine Leichtigkeit war zu plaudern und sich auszutauschen, wurden die Gespräche immer schwerfälliger. Nach zwei Sätzen wusste Mama oft nicht mehr, was sie sagen soll, und auch ich war häufig um eine Antwort verlegen. Ich traute mich meist nicht nachzufragen, denn ich merkte, dass sie immer öfter mit den Wörtern rang und es ihr zunehmend schwerer fiel, ein Gespräch zu führen. Höflichkeitsfloskeln halfen ihr (und mir), wenn wir zusammen waren und uns unterhielten, aber beim Telefonieren war das keine Lösung. Mama sagte Dinge wie: „Ich muss noch meinen Kuchen trinken." Hätten meine Töchter so gesprochen, wäre es einfach witzig gewesen. Bei Mama hat es mich erschüttert. Und als dieser kleine Satz fiel, wusste ich keine Antwort, so sehr traf er mich.

Immer häufiger telefonierte ich mit Papa. Er war längst derjenige, der ans Telefon ging. Mama nahm nur noch selten ab. Ich erzählte von unserem Alltag, immer ein wenig in Eile und mit einem Ohr bei den Kindern. Als Papa sagte: „Mir tut es leid, dass wir dir nicht helfen können. Aber du bist die Beste. Ich hoffe, du weißt das“, war ich gerührt und weinte. Wie unfair war das doch: Sie brauchten Hilfe – und ich brauchte Hilfe, jeder versuchte auf seine Weise durch den Alltag zu kommen.

Ich war gestresst von meinem Alltag und eigentlich auch ganz froh um diesen Stress. „Zum Glück bin ich gerade so beschäftigt mit der Arbeit und den Kindern, dass ich nicht so viel an meine Mama denken kann. Sonst könnte ich nur heulen ...“, schrieb ich in mein Tagebuch. Und so hielt ich jeden Meilenstein der Kinder akribisch fest, verglich, wer was wann gemacht hatte, und lenkte mich ab von den Sorgen um meine Mama.

Ich war mit den Kindern öfters mal alleine und immer frustriert, wenn nicht alles so funktionierte, wie ich es geplant hatte. Mich plagte das Gefühl, nichts richtig machen zu können, weder in der Erziehung mit meinen Kindern noch beruflich und auch nicht als Tochter.

In den Ferien fuhren wir zu meinen Eltern. Ich wollte ihnen eine Unterstützung sein. Aber es war einfach nur anstrengend. Mama war sehr unruhig. Papa sehr ungeduldig. Mama war nervös, immer auf der Suche nach einer Aufgabe. Nach dem Essen konnte sie nicht abwarten, bis wir alle fertig waren. Das nervte mich, denn meine älteste Tochter ist schon immer eine Genießerin gewesen und brauchte sehr, sehr lange beim Essen. Mama hingegen stellte sofort die Teller zusammen und ging in die Küche, um abzuspülen. Überhaupt: Sie spülte viel ab. Wir ließen sie, denn wir wussten, dass es für sie wichtig war. Auch wenn sich die Defizite immer deutlicher zeigten. Mama spülte zwar viel ab, aber trotzdem war das Geschirr danach oft noch dreckig. Und nun? Darf man dann noch mal abspülen? Ist es fair, die Teller, Tassen und Gläser heimlich in den Geschirrspüler zu stecken? Ich wusste, dass sie diese Tätigkeit brauchte, aber ich wollte auch, dass wir von sauberem Geschirr aßen. Ich steckte in einem Zwiespalt und wusste nicht, was tun. Ich traute mich nicht, Mama zu sagen, dass das Geschirr dreckig ist. Ich wollte ihr keine Fehler aufzeigen, weil sie doch sowieso schon viel zu oft traurig wurde. Was also tun? Ich vermied das Gespräch, weil ich nicht wusste, was ich sagen sollte. Manchmal stellte ich das Geschirr heimlich in die Spülmaschine, meistens aber einfach in den Schrank und akzeptierte die kleinen Unsauberkeiten.

Kleine und große Kinder

Mama genoss es, die Kinder im Haus zu haben. Ich stellte aber bald fest, dass sie viel lieber mit meiner kleinen Tochter zusammen war als mit der Großen. Das lag vor allem daran, dass es mit der Kleinen einfacher war. Mit ihren anderthalb, zwei Jahren wusste sie noch nichts über Alzheimer. Sie merkte ja nicht einmal, dass die Oma eine Krankheit hat. Meine Mama spielte und schäkerte mit ihr, beide lachten. Es war wunderschön. Und schon allein für diese Momente lohnte es sich, zu meinen Eltern zu fahren.

Mit meiner großen Tochter war es schwieriger. Nicht, weil sie schwierig war, nein überhaupt nicht, sondern weil sie natürlich schon merkte, dass die Oma irgendwie anders war. Einerseits ging mein Kind auf Abstand zur Oma. Aber auch die Oma ging nicht auf sie zu. Während sie die Zweijährige unbeschwert in die Arme nahm und mit ihr scherzte, gelang das bei der Sechsjährigen nicht. Hatte sie Angst, etwas falsch zu machen? Spürte sie die Distanz meiner Tochter?

Abends, meine Große war müde und hungrig, schickte sie die Oma weg. Und die stand hilflos da und sagte nichts. Und ich? Stand zwischen beiden. Ich konnte meine Tochter verstehen, aber auch meine Mama. Ich fühlte mich, als ob ich mich entscheiden müsste – und die Wahl fiel immer für mein Kind aus.

Mama deckte den Tisch sehr frei, meiner akkuraten Tochter fiel es auf, wenn statt fünf Tellern sechs auf dem Tisch standen. Manchmal korrigierten wir das, manchmal ließen wir den Teller einfach stehen. „Die Oma kann das nicht mehr so gut", erklärte ich und hoffte auf Verständnis.

Ich dachte, wenn wir zusammen etwas spielen, dann würde das beiden helfen, eine Beziehung aufzubauen. Ich suchte unser altes „Mensch ärgere dich nicht" heraus. Ich dachte, das könnte ein gutes Spiel sein, weil Mama es von früher kennt und die Regeln einfach sind, sodass meine Tochter sie schnell lernen könnte. Aber es war schwierig, das merkte ich schnell. Meine Mama wusste nicht mehr, wie man spielt. Sie vergaß mitten im Spielen, dass sie die gelben Figuren hatte. Sie wusste nicht, wann sie dran war oder was sie machen sollte. Immer wenn sie an der Reihe war, legte ich ihr den Würfel in die Hände. Mama würfelte, dann wusste sie nicht weiter. Ich setzte Mamas Spielfigur. Meine Tochter verstand die Regeln sehr schnell. Sie konnte alleine würfeln und setzte ihre Figuren selbstständig. Ich hatte mir ein harmonisches Zusammensein mit Gesellschaftsspiel ausgemalt, stattdessen saß ich nun zwischen einem genervten Kind und einer ratlosen Mutter. Meine Tochter fand es blöd, rausgeschmissen zu werden. Noch blöder fand sie, dass die Oma nicht richtig spielte, dass sie bei einer gewürfelten Vier ihre Figur nicht vier Felder nach vorne setzte. Ich versuchte zu vermitteln, meinem Kind zu erklären, dass die Oma das nicht mehr so gut versteht und Hilfe braucht. Sie nahm es hin. Wir spielten weiter, eine fröhliche Runde war es trotz allem nicht.

Immer wieder schlich sich dieses Gefühl ein, wie ungerecht Mamas Krankheit doch war. ‚Warum haben andere Mütter Eltern, die ihnen oft und gut mit den Kindern helfen?', fragte ich mich. Ich freute mich, wenn meine Kinder mit meinen Eltern spielten. Aber ich traute mich nicht, sie mit ihnen allein zu lassen. Ich wollte immer dabei sein, denn ich traute meinen Eltern nicht zu, mit den kleinen und großen Wutausbrüchen meiner Töchter umgehen zu können. Ich fand das ganze Leben ungerecht. Und dann fiel mir der Satz meiner Gastmutter ein, den sie mir erst neulich geschrieben hatte: „Who said that life is fair?" Ich hatte als 16-Jährige ein Jahr mit ihr und ihrer Familie verbracht und viel von ihnen gelernt. Wir hatten immer noch Kontakt und sie schrieb mir oft Mut machende E-Mails oder leitete mir Studien über Alzheimermedikamente weiter. Wie recht sie doch hatte. Aber das einzusehen war nicht einfach. Ich wollte versuchen, das zu lernen. Und die schönen Momente mehr wertzuschätzen. Dass mein Papa ein Quatschkopf mit den Kindern sein konnte. Dass meine Mama mit den Mädchen spielen konnte.

Am schönsten war es, wenn wir draußen waren. Die Kinder spielten im Garten, hatten den Freiraum, den ich ihnen in der Großstadt nicht bieten konnte. Und meine Mama hatte ihren Garten, in dem die Rosen und Fuchsien prachtvoll blühten. Wir gingen nicht spazieren, das war den Kindern zu langweilig, wir bauten am Bach einen Staudamm, pflückten Mirabellen und Äpfel und die Kinder kletterten auf den Strohballen auf dem Feld. Zwei Mädchen und ihre Oma und ihr Opa, eine Idylle, die nicht alltäglich war, aber für die ich umso dankbarer war und die ich fest in meinem Herzen verankern wollte.

Und wo bleibe ich?

Zwischen all den Fragen um die Kinder und Sorgen um meine Eltern planten wir eine große Reise nach Kalifornien, um meine Gastmutter und ihre wunderbare Familie zu besuchen. Sie hatten mich und meine Eltern ein paarmal besucht, aber ich war nie wieder da gewesen. Ich war durch Afrika gereist, hatte aber keine Gelegenheit gefunden, in meine zweite Heimat zurückzukehren. Und in all dem Grübeln über Mamas Krankheit und die Fragen, was das Leben bringt, merkte ich auch: Du musst dahin fahren, sonst ist es irgendwann zu spät und du bereust es. Ich freute mich riesig auf diese Reise, auch wenn ich ein wenig nervös war (ein 13-Stunden-Flug mit zwei Kindern) und wehmütig. Meine Eltern hatten mich damals aus organisatorischen Gründen nicht besuchen können. Eines Tages zusammen mit ihnen hinzufliegen, war mein Wunsch gewesen. Genauso wie ich gehofft hatte, meiner

Mama Äthiopien zeigen zu können, wo ich geforscht hatte. Das würde nicht mehr passieren und ich bereute es. Ich wollte nicht auch bereuen, meine Gasteltern nicht noch wenigstens ein Mal besucht zu haben. Also planten wir diese große Reise mit den Kindern. Ich genoss sie, die Kinder genossen sie und erfreuten sich an all den neuen Dingen: den Zoos, dem Meer, dem Baden im Pool.

Kaum zurück ging der Alltag weiter. Ich verbrachte viel Zeit mit den Kindern. Alles lief in seinem Trott. Meine Eltern machten eine Reise mit meinem Bruder, unterm Strich waren sie zufrieden. Ich war froh, dass sie rauskamen, dass sie noch reisten und kleine Ausflüge in der Umgebung machten. Ich freute mich darauf, meine Eltern wiederzusehen und Zeit mit ihnen zu verbringen. Und dann, völlig ungeplant, war ich noch einmal schwanger. Als ich den positiven Schwangerschaftstest in den Händen hielt, konnte ich es kaum glauben. Ich hatte in den Monaten vorher ab und an mal darüber nachgedacht, wie es mit drei Kindern wäre, und den Gedanken daran sofort wieder verworfen. ‚Wie sollte das funktionieren mit drei Kindern?‘, hatte ich mich gefragt und immer jede Menge Gegenargumente gefunden (Wohnung zu klein, zu teuer, noch mehr Geschwisterstreit, der Job). Hatte ich mich im Unbewussten für dieses Kind entschieden, vor dem ich im Bewussten zu viel Respekt hatte? Den hatte ich tatsächlich ... Dass ich aufgrund meines Alters nun als risikoschwanger galt, machte mir Angst. Ich wollte meinen Eltern am liebsten sofort von der Schwangerschaft erzählen, aber nicht am Telefon, sondern wollte sie dabei in den Arm nehmen. Als ich ein paar Wochen später von dem Baby in meinem Bauch erzählte, war mein Papa perplex. „Drei Kinder?“, fragte er verdattert. Mama freute sich sofort und strahlte. Wie hätte sie auch anders reagieren können? Sie gehört zu der Sorte Mensch, die Kinder und vor allem Babys hinreißend findet. Und auch dieses Mal hatte ich ein schlechtes Gewissen: Wie würde das gehen mit dem Baby und meiner Mama? Beide bräuchten Zuwendung und Mama vielleicht bald auch mehr Unterstützung im Alltag? Aber ich wusste auch: Es hatte schon einmal funktioniert.

Ich würde es auch dieses Mal schaffen. Ich würde so viel Zeit wie möglich vor der Geburt bei meinen Eltern verbringen und für Mama da sein. Das war der Plan.

Infoteil: Fünf häufige Kinderfragen zur Demenz – und wie ich sie angemessen beantworte

Kinder haben ein feines Gespür und merken, dass mit der Oma (oder auch dem Opa, der Tante …) etwas anders ist – und sie haben Fragen. Manche Kinder stellen sie, andere versuchen für sich eine Antwort zu finden. Es ist wichtig, dass sie damit nicht alleine gelassen werden und sie von den Eltern oder anderen Erwachsenen Antworten auf ihre Fragen bekommen. So könnte das aussehen, je nach Alter des Kindes variiert:

1. *Was hat die Oma?* Ich bin sehr dafür, die Krankheit beim Namen zu nennen und zu sagen: *Die Oma hat Alzheimer* oder *Die Oma hat Demenz.* Das genügt jedoch nicht als Erklärung, denn für Kinder sind Krankheiten vor allem Husten, Schnupfen, Bauchschmerzen oder ein gebrochener Arm. Psychische Erkrankungen oder eben auch eine Demenz sind für sie abstrakt, denn man sieht die Krankheit ja nicht. Erst im Laufe der Erkrankung tauchen Veränderungen im Verhalten auf und auch das assoziieren Kinder nicht unbedingt mit der Demenz. Bei der Erklärung muss man natürlich nach dem Alter differenzieren. Einem fünfjährigen Kind genügt vielleicht die Erklärung, dass all das, was wir Wissen und Tun, in unserem Gehirn gespeichert ist. Durch die Krankheit löst sich das auf wie Seifenblasen, wenn sie zerplatzen. Deshalb kann das Gehirn nicht mehr so gut arbeiten. Einer Zehnjährigen kann man schon erzählen, dass sich im Gehirn viele Millionen Nervenzellen befinden und diese wie eine Schaltzentrale für unseren Körper sind. Sie sind für unsere Erinnerungen zuständig und für noch viel mehr, für alle Tätigkeiten, die wir ausführen, ob das nun so

etwas wie Fahrradfahren oder das Besteigen der Badewanne ist. All das funktioniert dadurch, dass eine Nervenzelle Informationen an die andere Nervenzelle weitergibt. Bei der Alzheimererkrankung ist aber das gestört oder die Nervenzellen sterben sogar ab und folglich weiß der Körper nicht mehr, was er tun soll, und kann sich nicht mehr erinnern.

2. *Stirbt die Oma?* Diese Frage macht mir immer Angst – und am liebsten würde ich ihr aus dem Weg gehen, aber ich möchte meine Kinder nicht anlügen. Und ich finde es auch wichtig, dass ich ihnen helfe, mit der ganzen Bandbreite des Lebens umzugehen. Denn das Sterben gehört zum Leben nun einmal dazu. Eine ehrliche Antwort kann deshalb nur sein: *Ja, die Oma wird sterben.* Wer ganz mutig ist, sagt: *Wir alle werden sterben. Jedes Tier, jeder Mensch auf dieser Erde.* Aber dann füge ich unbedingt etwas Positives hinzu: *Wir wissen nicht wann. Wir haben dieses Geschenk bekommen, dass wir auf der Erde leben dürfen und so viele wunderbare Dinge erleben. Wir sollten das ausnutzen. Die Oma hat zwar diese Krankheit, aber sie kann noch viele Jahre damit leben. Und wir können viel tun, damit sie noch ein gutes Leben hat.*

3. *Warum hat die Oma das?* Bis ins Grundschulalter hinein sehen sich Kinder als Mittelpunkt ihrer Welt. Sie haben ein egozentrisches Weltbild und glauben, dass alle Geschehnisse, die um sie herum passieren, mit ihnen zu tun haben und dass sie einen Einfluss darauf haben. Ganz wichtig ist es daher, Kindern zu sagen, dass sie keine Schuld haben. Manche Kinder grübeln sonst sehr, ob sie vielleicht etwas falsch gemacht haben (waren sie mal motzig zur Oma oder haben sie sie vielleicht gar mal gehauen?) und sie schuld daran sind, dass die Oma Alzheimer hat. *Du hast keine Schuld* ist daher ein wichtiger Satz, der in der Beantwortung dieser Frage immer mit auftauchen sollte. Zur Erklärung kann man sagen: *Wenn die Menschen alt werden, kann es passieren, dass die Nervenzellen nicht mehr arbeiten. Je*

älter man wird, umso schlechter arbeiten die Zellen. Selbst Forscher wissen aber noch nicht, warum das bei manchen Menschen auftritt, bei anderen aber nicht. Und dann noch der positive Zusatz: *Aber ganz viele Wissenschaftler forschen daran und wollen ein Medikament gegen diese Krankheit herstellen und versuchen herauszufinden, was helfen kann.*

4. Bekommst du das auch? Gerade kleine Kinder können kaum unterscheiden, ob ein Erwachsener nun 40 oder 60 Jahre alt ist. Wenn jemand im Umfeld an Alzheimer erkrankt ist, stellt sich für Kinder oft die Frage, ob Mama oder Papa das auch bekommen. Damit sind große Ängste verbunden. Ich finde, die Antwort ist eine Gratwanderung. *Nein, ich bekomme das nie* zu sagen wäre eine Lüge, denn keiner kann vorhersehen, ob man an einer Demenz erkranken wird oder nicht. *Ja, es könnte passieren* zu sagen macht den Kindern aber auch Angst. Mein Mittelweg ist daher: *Alzheimer bekommen ältere Menschen, so wie Oma und Opa. Man weiß nicht genau, wie diese Krankheit entsteht, aber man weiß, dass es Dinge gibt, die das Risiko erhöhen.* Man kann hinzufügen (insofern das stimmt): *Ich lebe sehr gesund, esse Obst und Gemüse, kein Fleisch, gehe joggen, fahre viel mit dem Fahrrad, rauche nicht, damit mein Körper jung bleibt.*

5. Kann ich mich anstecken? Kinder haben nicht nur Angst, dass ihre Eltern erkranken könnten, sondern sie fürchten sich auch davor, selbst Alzheimer zu bekommen. Denn schließlich haben sie bislang in ihrem Leben viele Erfahrungen mit ansteckenden Krankheiten gemacht. Deshalb würde ich sagen: *Nein, du kannst dich nicht anstecken. Wenn du sehr, sehr alt bist, könnte es sein, dass du diese Krankheit bekommst, so wie jeder andere auch. Aber das, was die Oma hat, ist nicht ansteckend. Es ist nicht wie bei einem Schnupfen, Husten, bei Windpocken oder Läusen. Du darfst die Oma streicheln, sie umarmen und küssen, wenn du und sie das möchtet. Du brauchst keine Angst vor ihr zu haben. Die Veränderungen im Kopf entstehen auch dort, es ist nicht wie bei einem Virus oder Bakterium, mit dem man sich anstecken kann.*

6 Alles ist anders

„Liebe Mama, du hast mir Angst gemacht.

Ich bin 38 Jahre alt und zum ersten Mal in meinem Leben hatte ich Angst vor dir. Ich hatte Angst, dass du mich hauen könntest. Während ich das schreibe, wirkt es schon wieder absurd. Du bist der liebste Mensch, den ich kenne. Nie bist du laut geworden uns Kindern gegenüber. Und nun das … Ich bin schockiert über das, was passiert ist. Papa und ich saßen im Wohnzimmer, du gingst im Flur auf und ab. Du wurdest laut. Ich wollte dich zu uns holen, dich sanft an der Hand nehmen und zu uns ins Zimmer führen. Doch du hast mich gar nicht bemerkt. Du hast mich nicht angeschaut, selbst als ich fast neben dir stand. Du hattest einen Putzlappen in der Hand, bist auf und ab gegangen. Dann hast du gebrüllt: ‚Das ist deine Schuld.' Ich bin erschrocken. Du warst so laut, wie ich es noch nie von dir erlebt habe. Dann hast du den Lappen geworfen, du hast ihn mit aller Kraft durch den Flur geschleudert. Deine Augen waren starr, dein Blick dunkel. Ich hatte Angst. Zum ersten Mal in meinem Leben hatte ich Angst vor dir. Dann hast du geweint und gesagt: ‚Ich geh hier weg. Ich geh hier weg.'

Fühlst du dich nicht wohl, Mama? Fehlt dir was? Hast du Angst? Was können wir denn nur machen, damit alles gut wird? Ich bin so verwirrt. Du bist doch gar nicht so."

Wut und Hilflosigkeit

Ich hatte gelesen, dass einige Menschen mit Demenz auch aggressive Phasen haben. Ich hatte mich nie damit beschäftigt, denn meine Mama war zwar anders, aber sie war immer noch die liebste Mama auf dieser Welt. Als ich Mama so aggressiv erlebte, war ich in einer Schockstarre. Ich blieb wie angewurzelt im Flur stehen und wusste nicht, was ich tun sollte. Papa kam in den Flur. Er war auch aufgewühlt. „Komm doch mit zu uns, Kerstin", sagte er in seinem liebevollen und geduldigen Ton. Ich hoffte, dass Papa die Situation entspannen konnte. Schließlich gelang es ihm auch immer wieder, Mama zu beruhigen und aufzubauen, wenn sie traurig war und weinte. Wenn sie in Tränen aufgelöst im Flur stand, nahmen wir sie natürlich auch in den Arm und hielten und streichelten sie. Aber ich hatte immer das Gefühl, dass sie sich bei Papa am wohlsten fühlte und dort wirklich zur Ruhe fand. Doch es kam zu einem unschönen Dialog.

Papa: „Bist du nicht mit mir zufrieden? Alle sind doch für dich da. Peggy ist auch da. Komm doch ins Wohnzimmer."
Mama: „Nein, ich geh weg. Das hat doch keinen Sinn."
Papa: „Kerstin, was ist denn? Sollen wir zum Arzt gehen?"
Mama schreit: „Da geh ich nicht hin."
Papa: „Na ja, dann soll er herkommen."
Mama: „Dann soll er, aber ich geh nicht zum Arzt."

Papa und ich gingen ins Wohnzimmer, ich fühlte mich verschüchtert wie ein zahmes Tier. Mama lief weiter im Flur auf und ab. Papa sackte im Wohnzimmer in den Sessel. „Wenn das so weitergeht, Peggy, dann ... Das kann ich nicht", stammelte er. Er sprach nicht weiter. In meinem Kopf wummerten die Gedanken. Was war da gerade passiert? Ich versuchte langsam zu atmen. Einatmen, ausatmen, einatmen, ausatmen, und sagte mir innerlich wie ein Mantra: ‚Das ist die Krankheit, das ist nicht meine Mama.' Ich war froh, dass die Kinder diese Szene nicht miterlebt hatten.

Meine Jüngste schlief oben im Bett, die anderen waren mit ihrem Vater beim Skifahren.

Als ich Papa dort im Sessel sitzen sah, spürte ich seine Hilflosigkeit ganz unmittelbar. Ich versuchte ihn zu trösten. „Das hat sie nicht so gemeint, Papa", habe ich gesagt, und es tat auch mir gut, diese Worte zu hören. „Das ist nur eine Phase, das bleibt bestimmt nicht so", tröstete ich ihn weiter und dachte an all die Phasen, die ich mit meinen Kindern erlebt hatte und in denen ich oft kurz vorm Verzweifeln war. Aber ganz ehrlich: Ich hatte keine Ahnung, ob diese Wutanfälle und Aggressionen bei Menschen mit Demenz auch phasenweise auftreten. Ich hatte Angst, dass Mama wieder so wütend werden könnte. Was, wenn das nun jeden Tag so weiterginge? Diese Vorstellung machte mir Sorgen. Wie würde es Papa damit gehen? Aber ich besann mich auf das, was ich da meinem Papa erzählte. „Das ist bestimmt nur eine Phase", wiederholte ich. Gleichzeitig überlegte ich, was wir tatsächlich tun könnten. Klar, in der Situation für Mama da sein, ohne sie zu bedrängen. Für mich war es wichtig, das nicht persönlich zu nehmen. „Am besten sprichst du mal mit Mamas Arzt", riet ich meinem Papa. Bis zu dem nächsten Kontrolltermin war es noch eine Weile hin. Aber der Neurologe hatte gesagt, sie könnten sich jederzeit an ihn wenden, sollten sie Fragen oder Probleme haben – und das war eindeutig ein guter Grund. Aber ich hoffte natürlich, dass diese Phase nun wieder vorbei sei – und Papa und Mama Ruhe finden würden.

Der Aggression auf den Grund gehen

Woher kam diese Aggression? Ging es Mama schlecht? Nach außen hin war doch noch vieles scheinbar normal. Aber diese Situationen zeigten, dass es in ihr arbeitete, und zwar so sehr, dass sie ihren Gefühlen nur mit diesen explosiven Ausbrüchen Luft verschaffen konnte. Aber wo lagen die Ursachen? Was war der Grund? Und wie konnten wir in solchen Situationen besser reagieren?

Dazu mal ein kleines Gedankenexperiment: Gerade noch war ich in meiner Wohnung, fühlte mich geborgen und zu Hause – und mit einem Mal stehe ich in einem anderen Land in einer Wohnung, die sich fremd anfühlt. Ich kenne die Bilder nicht, die an der Wand hängen, wem gehört die Jacke da an der Garderobe, und was sind das für komische Stimmen? Sie kommen vom Fernseher, aber ich kann sie nicht zuordnen. Sie machen mich unsicher. Ich weiß nicht, wo ich hingehen soll, in meinem Kopf ist ein Chaos. Mein Herz pocht wild, ich schaue nach links, nach rechts und weiß nicht, wohin. Wie gut, wenn in dieser Situation ein bekanntes Gesicht auftaucht. Ich weiß nicht genau, wer das ist und was er sagt. Aber ich kenne diesen Menschen irgendwie. Ich höre die Wörter, aber ich verstehe die Sprache nicht. Er fragt mich etwas. Ich verstehe nicht, was er sagt, aber die Sprachmelodie ist schön. Denn er spricht langsam und freundlich und nickt dabei. Vielleicht reicht er mir seine Hand und ich nehme sie. Ich verstehe noch immer nichts, aber ich fühle mich geborgen. Mein Herz schlägt langsam wieder normal und ich kann in mir sein.

Und dann das alternative Gedankenszenario: Ich bleibe in dieser Situation alleine. Ich stehe einsam in dieser fremden Umgebung, fühle mich verloren und weiß nicht, was ich tun soll oder wohin ich gehen kann. Da kommt jemand. Wer ist dieser Mensch? Er spricht mit mir. Ich verstehe kein Wort. Mein Herz schlägt immer schneller, es rast fast so schnell wie bei einem 100-Meter-Sprint. Ich fühle das Durcheinander, ich bin das Durcheinander. Was sagt dieser Mensch da nur? Ich verstehe die Worte nicht, aber sie sind laut und sie machen mich unruhig. Sie werden lauter, ich fühle mich bedrängt. Ich weiß nicht, wohin. Die Unsicherheit in meinem Bauch und Kopf, sie wird zur Angst – und diese Gefühle breiten sich in meinem Körper aus.

Was ich damit zeigen möchte: Die Aggression kommt nicht einfach so. Selbst wenn sie in den Momenten völlig überraschend und unverständlich scheint, so gibt es doch Erklärungen dafür. Menschen mit Alzheimer erleben jeden Tag viele Frustrationen.

Typisch ist zum Beispiel, dass sie etwas suchen, wie den Geldbeutel. Sie suchen und suchen, und zwischendrin wissen sie vielleicht nicht mehr, was sie suchen. Meine Mama hat häufig ihre Uhr gesucht. Gerade dann, wenn wir das Haus verlassen wollten, fragte sie noch mal: „Wo ist meine Uhr?“, und fing an zu suchen. ‚Lass doch!‘, hätte ich am liebsten gesagt. ‚Lass doch, du kannst sie doch sowieso nicht mehr lesen.‘ Aber ich hielt mich zurück. Das fiel mir schwer, gerade, wenn ich in Eile war. Menschen mit Demenz fühlen sich in vielen Situationen unsicher. Vertraute Gegenstände können wichtig sein, weil sie Halt geben. Genau das war die Armbanduhr für meine Mama. Ein kleines Stückchen Halt, etwas, das zu ihrer Routine und somit auch zu ihr als Person gehörte. Die Uhr nicht zu finden, stresste sie. In solchen Situationen kann es auch zu Anschuldigungen kommen, etwa: ‚Hast du die Uhr weggenommen?‘ Kritik oder Gegenargumente wie ‚Wie kannst du so etwas sagen?‘ oder ‚Du musst doch wissen, wo sie ist‘ führen dann schnell zu Diskussionen. Zwei Welten prallen aufeinander. Zwei Welten, die nicht zueinanderfinden können. Denn Menschen mit Demenz stecken in ihrer eigenen geistigen Welt, und was darin geschieht, erscheint ihnen richtig und logisch. Kritik und Vorwürfe führen dazu, dass sie sich abgelehnt und zurückgewiesen fühlen. Je weiter die Alzheimerkrankheit voranschreitet, umso stärker dominiert das Gefühl. Logische Argumente und Erklärungen können nicht mehr verstanden werden. Versuche, die Gründe logisch zu erfragen, schlagen deshalb meist fehl.

Rückblickend weiß ich, dass in Mamas unsicheren Momenten unsere gut gemeinten Fragen wie „Was fehlt dir denn?“ und „Was brauchst du?“ überhaupt nicht geholfen haben. Vielleicht haben sie sogar das Gegenteil bewirkt. Wie sollte Mama denn in frustrierenden Situationen auf eine Frage wie „Was ist denn?“ klar und logisch antworten? Ich glaube, es hat sie nur verunsichert und noch mehr frustriert, sie bekam Angst und vielleicht auch Panik. Unser Nachfragen fühlte sich an wie Ablehnung. Jedes Kopfschütteln, jeder kritische Blick, jedes laute Wort ist ein Nein-Signal, das unsicher macht. Und wenn die Angst im Körper immer stärker wird, dann schürt sie Wut und Aggressionen. Dieser innere Druck führt dazu, dass man gar nicht anders kann, als laut zu werden. Oder einen Putzlappen durch den Flur zu werfen. Oder bitterlich zu weinen wie ein kleines Kind. Es lag einzig an uns, Mama aus dieser Gefühlswelt zu helfen und ihr wieder ein Wohlgefühl zu geben. Denn alleine konnte sie das nicht mehr.

Weniger negative und mehr schöne Gefühle

Menschen neigen dazu, alles zu bewerten. Das ist normal und gut, denn es hilft uns durch unseren Alltag und unser Leben. Aber im Umgang mit Menschen mit Demenz funktioniert das nicht mehr. Stattdessen kommt es darauf an, den Betroffenen in seinen Gefühlen zu bestätigen. „Geben Sie dem Betroffenen immer recht", hat die Gerontologin Naomi Feil geraten. Sie hat das Konzept der Validation begründet, einer Methode für den Umgang mit demenzkranken Menschen. Einer der Grundsätze lautet: Man widerspricht einem Menschen mit Demenz nie und lässt sich auf seine Welt ein. Es gehe darum, dem Patienten in seiner Wahrnehmung der Welt zu begegnen und ihn zu bestätigen. Denn das schafft Sicherheit. Und wer sich sicher fühlt, entwickelt keine Ängste oder Aggressionen. Dieser Ansatz wird durchaus kontrovers diskutiert, vor allem die Frage, ob die Bestätigung zur Lüge wird. Nicole Richards hat daher die Methode weiterentwickelt. Sie ist als Integrative Validation bekannt und setzt vor allem auf die Ressourcen und die Gefühle der Person mit Demenz. Der Umgang ist durch wertschätzende Kommunikation geprägt.

Bestätigen und Ja-Sagen, obwohl man anderer Meinung ist oder etwas gar nicht stimmt, das fällt anfangs nicht unbedingt leicht. Gerade dann, wenn der Betroffene gesund und fit wirkt, weiter seinen normalen Alltag lebt. Die Gedächtnis- und Orientierungsprobleme sind in ihrem Ausmaß vielleicht noch gar nicht sichtbar, weil der Betroffene Strategien entwickelt hat, um sie zu kaschieren. Meine Mama hat lange mit Floskeln geantwortet („Na, das ist schön" oder „Ja, na klar"), die oft erstaunlich gut passten. Für Außenstehende wirkte sie dadurch, als sei sie gesund, obwohl in ihrem Kopf schon einiges an Durcheinander herrschte. Angehörige nehmen die zunehmenden Probleme oft nicht wahr oder können sie nicht einordnen.

Was hilft Mama in diesen Situationen? Wenn wir ihr Sicherheit vermitteln. Wenn sie etwas sucht und deshalb unsicher ist, tut es ihr gut, erst einmal Verständnis zu zeigen und ihr Gefühl zu bestätigen. Das Beispiel mit dem Geldbeutel könnte so aussehen: ‚Sorgst du dich, weil dein Geldbeutel weg ist? Das ist echt doof. Komm, wir suchen ihn zusammen.' Oder man lenkt die Aufmerksamkeit auf etwas anderes.

Wichtig in jedem Fall: die Gefühle ernst nehmen und das Bedürfnis nach Geborgenheit und Sicherheit stillen, durch Nähe, durch Berühren, durch Lächeln, durch Zuwendung. Gerade die Körpersprache, die Mimik, die Gestik und die Sprachmelodie spielen dabei eine große Rolle. Wenn ich ‚Ist schon gut, Mama' sage und dazu genervt ausatme und vielleicht noch die Augen rolle, ist das kein positives Annehmen der Situation – und genau das brauchen Menschen mit Demenz. Sie mögen die Worte ihrer Angehörigen irgendwann nicht mehr verstehen, aber sie können ihre Körpersprache sehr gut lesen. Sie werden Meister im Lesen der Körpersprache.

Diskussionen sollte man vermeiden und ebenso wenig versuchen, rational zu argumentieren (‚Aber du weißt doch …'). Aber was kann man tun, wenn man mitten in der Diskussion steckt? Über Körperkontakt versuchen, den Betroffenen (und sich) zu beruhigen, etwa ein Streicheln am Arm oder Rücken. Wem es zu viel wird, der kann die Situation kurz verlassen, im Nebenzimmer ein paar Mal tief durchatmen, das löst die Anspannung. Oder die Situation anderweitig verändern: Musik oder den Fernseher anschalten.

All das ist natürlich je nach Situation individuell. Manchmal ist es besser, auf Abstand zu gehen, statt Kontakt und Nähe erzwingen zu wollen. Die Beeinträchtigungen durch Alzheimer sind nun einmal frustrierend. Das kann und muss man nicht schönreden. Ich finde, dass es auch für diese negativen Gefühle Platz geben muss. Wenn ein sanftes Anreden oder eine Berührung eher negativ wirken, dann gilt es das zu akzeptieren.

Die Voraussetzung dafür ist, die Alzheimerkrankheit anzunehmen. Das kann keiner von heute auf morgen. Ich konnte es nicht. Auch wenn die Diagnose meiner Mama wie ein Tornado über uns kam und plötzlich da war, die Krankheit zu akzeptieren brauchte lange. Und es gab und gibt immer wieder Phasen, in denen etwas auf einmal nicht mehr geht, was eben noch problemlos funktionierte. Wer einen Menschen mit Alzheimer begleitet, der muss sich immer wieder anpassen und die Krankheit neu annehmen. Und auch jetzt möchte ich sie lieber ignorieren und von mir schieben. Es wäre doch viel schöner, wenn meine Mama gesund wäre ...

„Die Oma ist doof" – Über kindliche Aggressionen

Es passierte bei meinen Eltern. Wir hatten dieses wunderbare Murmelspiel entdeckt. Man muss Murmeln oben in ein Spielkästchen reinstecken – und je nach Zufall kugeln sie nach unten durch oder bleiben stecken (und rollen dann bei einem der nächsten Versuche raus). Ich hatte dies früher gerne mit meinem Bruder gespielt. Auch meine Tochter faszinierte es. Murmeln reinstecken, das kann eigentlich jeder. Dachte ich. Mama nahm die Murmel in die Hand und wusste nichts damit anzufangen. „Hier musst du sie reinstecken", sagte und zeigte ich. Sie konnte dem nicht folgen. Meine Tochter war genervt. „Doofe Oma", sagte sie. Leise, aber laut genug, dass ich es hörte. „Wie bitte?", sagte ich. „Ich möchte nicht, dass du das sagst", antwortete ich in strengem Ton. Zu streng. Meine Tochter stand auf und lief weg. Versagt – mit diesem

Gefühl blieb ich zurück. Ich hatte es nicht geschafft, meiner Tochter beizubringen, Geduld und Verständnis für die Oma zu haben. Ich hatte es nicht geschafft, meine Mama ins Spiel einzubeziehen. Ich wollte nicht, dass sie sich schlecht fühlt. Und genau das war passiert. Diese Ablehnung meiner Tochter verletzte mich und meine Mama. Ich weiß nicht, ob sie verstand, was geschehen war. Dass die Situation irgendwie eskalierte, weil mein Kind frustriert weggelaufen war, das allerdings konnte sie spüren.

Wie geht man mit diesen unschönen Reaktionen der Kinder um? Dürfen solche aggressiven Ausbrüche sein? Es gibt sicher etliche, die sagen, dass so etwas nicht sein darf. Dass wir unsere Gefühle im Griff haben müssen. Weil Menschen mit Demenz ja so wahnsinnig feinfühlig sind. Auf der Sprachebene können sie vielleicht nicht mehr kommunizieren, aber auf der Gefühlsebene verstehen und merken sie sehr viel – und das wiederum beeinflusst sie. Ein Kind, das „doofe Oma" brüllt, macht der Oma irgendwie also ein schlechtes Gefühl. Klar, ich könnte meiner Tochter verbieten, so etwas zu sagen. Das habe ich auch. Aber es änderte nichts am Grund ihres Ausbruchs und ebenso wenig würde es zukünftige Äußerungen verhindern können. Mein wütendes „So etwas darfst du nicht zur Oma sagen" war nicht mehr als eine hilflose Reaktion und half weder meiner Mama noch meiner Tochter.

Es geht deshalb vor allem darum, diese negativen Gefühle und Aussagen der Kinder zu verstehen und mit ihnen umzugehen. Ich denke nämlich, dass sie ein absolutes Recht haben, da zu sein. Verständnis für Alzheimer kommt nicht von heute auf morgen, weder bei Erwachsenen noch bei Kindern. Es ist ein Lernprozess, denn man geht einen langen Weg gemeinsam und macht dabei neue Erfahrungen, die unvorhergesehen kommen. Und im Miteinander kommt es eben zu Situationen, in denen wir negative Gefühle haben. Das ist menschlich, könnte man auch einfach sagen. Wut, Enttäuschung, Frust – gehören dazu. Sie sind da. Deshalb bringt es auch nichts, sie zu verbieten. Was also tun? Ich sprach mit meiner Tochter: „Ich weiß, du warst wütend, weil die Oma nicht so gespielt hat, wie sie sollte. Mich hat das traurig gemacht, denn die Oma kann das ja gar nicht mehr. Das ist die Krankheit. Sie kann vieles nicht mehr so gut – aber das macht sie doch nicht mit Absicht. Das ist die Krankheit.“ Meine Tochter sagte nichts, wir hatten beide Tränen in den Augen.

Ist das die Chance im Leben mit Alzheimer? Zu sehen und weiterzugeben, dass wir unser menschliches Dasein nicht an Schlau- und Perfektsein messen sollten? Dass dieses Leben divers und unplanbar ist und immer wieder Dinge auftreten, die wir so nicht wollten, die uns ärgern und frustrieren – und dass wir einen Weg finden werden, um damit gut umzugehen? Das Hier und Jetzt annehmen, sagen Achtsamkeitstrainer – und in gewisser Weise war dies auch nur eine Achtsamkeitsübung. Meine Tochter merkte, dass die Oma keine Spielregeln mehr verstand und das nervte sie. Meine Mama konnte gar nicht mehr spielen. Was ihr aber gefiel: dabei zu sein und ihre Enkeltochter beim Spielen zu beobachten. Vielleicht hatte ich all das auch beschworen: Ich wollte, dass es perfekt und bilderbuchgleich wird. Ich wollte alles richtig machen – so wie immer – und orientierte mich an Vorstellungen und Wünschen. Ich hatte nicht hingesehen, wie es wirklich war und welche Bedürfnisse sie wirklich hatte. Ich hatte nicht gesehen, was für Mama eigentlich wichtig war: dabei zu sein. Mitmachen und Murmelnstecken waren es nicht gewesen.

Ich selber war als Mutter immer noch getrieben von dem Wunsch einer innigen Oma-Enkel-Beziehung. Zu merken, dass es so etwas wie eine Bilderbuchversion nie geben würde, war nicht einfach – und bis zum heutigen Tag hänge ich an diesem Bild. Hinnehmen, wie die Welt ist, und im Moment leben und aufmerksam sein – was so richtig und wichtig ist –, fiel mir schwer und das fällt es mir immer noch. Denn das bedeutet immer auch Abschiednehmen. Und Abschiede sind etwas, was ich gar nicht mag. Ich hänge an den Dingen, viel länger, als oftmals gesund ist. Ich kann ganz schwer loslassen, die Bilder in meinem Kopf – und Menschen, die ich liebe, schon gar nicht.

Was das alles mit der Aggression meiner Tochter zu tun hat? Auch die galt es anzunehmen und zu akzeptieren. Und zu sagen: ‚Ja, du darfst wütend sein.' Und die Chance zu nutzen, um über die Alzheimererkrankung zu erzählen und darüber, wie es einem damit geht. Sich ehrlich auszutauschen und auf die Sorgen und Fragen der Kinder einzugehen. Alzheimer ist nicht gerade das, was man sich in seinem Leben wünscht. Aber: Alzheimer ist nicht nur schrecklich. Es gibt auch so wunderbar schöne Momente, die es früher ohne die Krankheit nicht gegeben hat. „Weißt du, wie die Oma heute früh gelacht hat?", sagte ich. Meine Mama lachte jetzt manchmal so laut und herzbefreit, wie ich es von ihr nicht kannte. Sie war immer ein fröhlicher und lächelnder Mensch gewesen, lieb und nett, aber lauthals zu lachen, das kannte ich nicht von ihr. Bis sie Alzheimer bekam und sie auch so voll lautem Lachen war. Einem Lachen, das alle mitreißt.

Infoteil: Gemeinsam Zeit verbringen – Ideen, wie Menschen mit Demenz und Kinder spielend zusammenkommen können

Einfach ein Gemeinschaftsspiel spielen, so wie früher, funktioniert oft nicht mehr, gerade wenn Kinder dabei sind, die sich ganz korrekt an die Anleitung halten. ‚Was kann ich mit Mama und den Kindern machen?', diese Frage beschäftigte mich sehr, denn einerseits wollte ich gerne, dass sie etwas zusammen tun, andererseits ging es auch darum, meiner Mama Freude zu bereiten. Die Bedürfnisse sind oftmals sehr verschieden, häufig finden Kinder und ältere Menschen ihren eigenen Weg. Folgende Punkte können hilfreich sein:
Fähigkeiten einschätzen: Wie weit ist die Erkrankung fortgeschritten? Was kann der Mensch mit Demenz? Versteht er die Spielregeln? Kann er noch Zählen und die Farben auseinanderhalten? Überschätzen wir die Fähigkeiten, kann es schnell zu

einer Überforderung kommen. Einfache Gedächtnisspiele können zu Beginn der Erkrankung noch Freude bereiten, bei fortgeschrittener Erkrankung verunsichern und frustrieren sie jedoch nur. Ein Versagen führt zu Scham und Rückzug. Ziel sollte jedoch sein, kleine Erfolge zu ermöglichen und dadurch den Selbstwert zu steigern. Suchen Sie ein langsames Spiel aus, kein Spiel, bei dem man schnell reagieren muss. Ideal sind Spiele, die schon bekannt sind. Seien Sie so frei und passen die Spielregeln nach Ihren Bedürfnissen an.

Nach persönlichen Vorlieben richten: Menschen mögen unterschiedliche Dinge. Der eine puzzelt gerne, der andere bastelt lieber, der dritte mag Ballspiele. Die Vorlieben sind bei Kindern verschieden – und das bleibt ein Leben lang, auch mit einer Demenzerkrankung. Gut ist also, wenn man die Vorlieben und Abneigungen kennt – und sich daran orientiert. Hobbys von früher können oft in veränderter Form fortgeführt werden. Wenn jemand leidenschaftlich gern gestrickt hat, macht es ihm vielleicht Spaß, einen alten Pulli aufzuribbeln und die Wolle aufzurollen. Oder jemand, der viel mit Holz gearbeitet hat, könnte schmirgeln. Solche Tätigkeiten machen auch Kindern viel Spaß. Wenn keine Gemeinschaftsspiele mit den Kindern möglich sind, dann klappen vielleicht gemeinsame Bewegungsspiele wie einander einen Ball zuzuwerfen.

Das Tempo anpassen: Menschen mit Demenz haben ihr eigenes Tempo – und daran sollte man sich anpassen. Warten lernen heißt nun die Devise. Sonst kann es zu Frustration kommen – und zwar beiderseits. Nehmen Sie sich Zeit und fokussieren Sie sich nicht auf das Ziel, sondern auf das Miteinander und auf die Beschäftigung an sich. Beim gemeinsamen Basteln geht es nicht mehr um das Ergebnis, sondern um den Weg. Es kommt also nicht darauf an, beispielsweise eine tolle Karte zu gestalten, sondern vor allem darum, motorische Fertigkeiten

zu trainieren, die Sprache anzuregen und ein gutes Gefühl zu wecken. Das gelingt in entspannter Atmosphäre am besten.
Fehler akzeptieren: Werden Sie flexibel, was die Abläufe und das Ziel angeht. Spielregeln können angepasst werden. Erwarten Sie keine perfekten Ergebnisse, auch nicht bei einfachen Beschäftigungen im Haushalt wie Kartoffelschälen oder Abwaschen. Die Fähigkeiten und Fertigkeiten von Menschen mit Demenz lassen nach – richten Sie Ihre Aufmerksamkeit nicht auf die Fehler, sondern betrachten Sie die Beschäftigung als gemeinsame Zeit. Auch dann, wenn das Ergebnis vielleicht nicht Ihren Ansprüchen entspricht – wie das ‚falsch' aufgeklebte Bild oder die ‚schlecht' geschälte Kartoffel: Die Beschäftigung hat dem Menschen trotzdem etwas gebracht, an Förderung seiner Fertigkeiten und vor allem an guten Gefühlen und schönen Momenten. Versuchen Sie die Leistungen dennoch anzuerkennen, durch liebe Worte und Lächeln. Durch Bestätigung vermitteln Sie ein gutes Gefühl.
Ablehnung annehmen: Ein tolles Spiel, eine Einladung zum Mitmachen, eine Beschäftigung, die der andere immer gerne gemacht hat – aber heute geht nichts? Akzeptieren Sie dies. Die falsche Strategie wäre zu überreden, zu drängen oder gar zu zwingen, etwas zu tun, nur weil Sie der Meinung sind, dass es richtig ist. Auch Menschen mit Demenz möchten einbezogen werden in Entscheidungen und haben sehr wohl ein Bauchgefühl und wissen, was gerade gut für sie ist. Sie können sich vielleicht nicht mehr mit Worten äußern, aber durch Zu- oder eben Abwendung zeigen, ob sie etwas machen möchten. Begrenzen Sie die Beschäftigung, denn lange Vorgänge überfordern, weil die Konzentrationsfähigkeit begrenzt ist.

7 Du fehlst mir

„Liebe Mama, ich bin so kaputt und es gibt so viele Dinge, die mich deprimieren. Ich schlafe zu wenig wegen der Kleinen. Es war ja von Anfang an irgendwie anders. Ich musste wochenlang liegen, war krankgeschrieben und trotzdem kam sie fünf Wochen zu früh, mit all den üblichen Problemen (klein, gelb, Probleme beim Trinken, unruhig). So sehr ich es genieße, mein Baby zu haben und diese Liebe zu sehen, mit der seine Schwestern ihm begegnen, so groß sind doch meine Ängste und Sorgen. Dazu die Einsamkeit. Das begann in der Schwangerschaft mit dem Liegen und Warten und Hoffen und Grübeln. Ging dir das auch so? Seitdem meine Kleinste da ist, hat all das eher zu- als abgenommen. Dieses Baby verlangt so viel von mir, dazu die anderen beiden, denen ich doch auch eine gute Mutter sein möchte. Mir wird das oft zu viel - und ich weine.

Wir haben ein paar Helfer, schon in den letzten Wochen der Schwangerschaft und als ich im Krankenhaus war, haben sich Freundinnen und meine Schwiegermutter um die Kinder gekümmert. Zum Glück. Aber das sind auch Momente, in denen ich dich besonders vermisse. Ich glaube, es gibt so Momente im Leben, in denen man die eigene Mutter besonders braucht. Du fehlst mir als Stütze, als praktische im Alltag, aber vor allem auch als emotionale und verständnisvolle. Ich bin neidisch auf jeden, der eine Mutter an seiner Seite hat. Es tröstet mich zu wissen, dass du sicher längst bei mir und für mich da wärst, wenn du keinen Alzheimer hättest. Aber du fehlst mir einfach. So eine Scheißkrankheit, das muss mal wieder gesagt werden!"

Meine Traurigkeit und ich

In meinem Leben hatte sich so viel geändert. Ich wollte, dass auch mit dem dritten Kind alles bleibt, wie es war. ‚Einfach ein Kind mehr', hatte ich naiverweise gedacht. Aber dieses Kind war nicht ‚einfach ein Kind mehr'. Meine Kleinste war ein eigener kleiner Mensch mit besonderen Bedürfnissen durch ihre zu frühe Geburt. Sie war prächtig entwickelt für ein Frühchen, aber ich war dennoch voller Sorge. Ich hätte diese gerne mit meiner Mama geteilt. Und vielleicht hätte sie mir ein wenig davon nehmen können. Ich weiß, dass auch sie die letzten Wochen vor meiner Geburt liegend verbrachte – und zwar im Krankenhaus. Sie durfte nicht mal zu Hause liegen, sondern unter Aufsicht in einer nüchternen Klinik. Dank der Maßnahmen blieb ich noch zwei Wochen in ihrem Bauch, kam aber dann doch vier Wochen zu früh. Wie das Liegen und die Zeit im Krankenhaus für meine Mama waren, darüber haben wir uns nie viel unterhalten. Sie hatte immer mal gesagt, dass die Geburt für sie schrecklich gewesen sei. „So allein, in einem kalten Raum", hatte sie erzählt. Allein, in einem kalten Raum lag ich zum Glück nie. Die ersten beiden Geburten fand ich sogar irgendwie schön, weil ich mich so stark fühlte. Diese dritte Geburt jedoch war voller Angst und auch danach sorgte ich mich sehr. Wie gerne hätte ich mich mit meiner Mama ausgetauscht. Ich hätte gerne erfahren, wie sie die Sorgen bewältigt hatte. Vielleicht hätte mir ihre Geschichte Mut gemacht für mich.

Ich hatte mir einen anderen Start mit diesem Baby gewünscht. Einen so entspannten und unbeschwerten wie mit meinen beiden großen Töchtern. Aber statt nach drei Tagen nach Hause zu fahren, musste ich mit meiner Kleinen im Krankenhaus bleiben. Ihre Blutzuckerwerte waren zu niedrig, die Bilirubinwerte zu hoch. Sie war viel zu gelb, immerzu schlapp und müde. Sie konnte ihre Körpertemperatur nicht halten – und lag entweder eingekuschelt auf meiner nackten Brust oder im Wärmebettchen. Ich verbrachte meine Zeit damit, sie zu wecken und zum Stillen zu motivieren. Denn, da war ich sehr bestimmt, ich wollte dieses Baby stillen. Aber sie war so schlapp und hatte wenig Kraft. Meine Kleine brauchte Fototherapie. Sie lag nur mit einer Augenbinde und Windel bekleidet unter dieser hellen Lampe, ganz ruhig und schlief. „Die Kinder finden das ganz angenehm", hatte mir der Arzt versichert. Ich fand es grausam. Als die Hebamme bei der Morgenvisite fragte, wie es mir gehe, brach ich in Tränen aus. Ich fühlte mich wie eine Versagerin. Die Werte besserten sich langsam. Ich verbrachte meine Zeit damit, die Kleine zum Stillen zu motivieren. Meine großen Töchter vermisste ich. Wir waren so plötzlich voneinander getrennt worden. Ich wusste, es geht ihnen gut bei ihrem Vater, aber es tat weh, plötzlich nicht an ihrem Alltag teilzuhaben. Sie besuchten mich regelmäßig, hielten sich dann aber zurück. Saßen scheu im Sessel in meinem Zimmer und trauten sich nicht recht, zu mir zu kommen. Ich hatte Sorge, sie würden ihre kleine Schwester von nun an doof finden, weil ihre Mutter wegen ihr nicht bei ihnen sein konnte.

Mit dieser Geburt kam so viel Traurigkeit und Ängstlichkeit. Ich führte akribisch Protokoll darüber, wann mein Baby trank und wie viel Gramm es nach jeder Stillmahlzeit zugenommen hatte. Hatte es nicht zugenommen, fühlte ich mich hilflos. Die Nächte und Tage waren anstrengend. Ich gab mir solche Mühe mit dem Stillen, aber meine Kleinste trank immer nur kurz. ‚Das reicht nicht. Sie muss mehr trinken', dachte ich. Hätte meine Mama mir helfen können? Ich wünschte es mir irgendwie. In ihrer jetzigen Situation war sie leider keine Unterstützung, aber meine Mama von früher vermisste ich. Ich wusste, dass auch sie mich unbedingt stillen wollte, aber es nicht geklappt hatte. Sie hatte ihre Milch ausgestrichen und sie mir mit dem Fläschchen gefüttert. Jedes Mal, wenn ich abpumpte, dachte ich daran, dass meine Mama Ähnliches für mich getan hatte, und dies, ohne eine Hochleistungsmilchpumpe zur Verfügung gehabt zu haben. Sie hatte die Milch mit der Hand ausgestrichen. Wurde sie damals von den gleichen Sorgen und Ängste geplagt wie ich nun? Wie gern hätte ich mit ihr darüber gesprochen. Oder es zumindest gewusst. Ich ärgerte mich, dass ich mir nie die Zeit genommen hatte, nachzufragen und mir von ihr erzählen zu lassen, wie das für sie gewesen war. Vielleicht hätte es mir geholfen, denn ich hätte gemerkt, dass ich nicht alleine bin damit und dass es ihr so ergangen war wie mir.

Dann durften wir endlich nach Hause, aber die Sorge um meine Kleinste blieb. Ich musste mit ihr regelmäßig zu Kontrollterminen zur Kinderärztin. Sie war immer noch gelb und wurde schnell schlapp. Ich hatte Angst, sie würde zu wenig trinken. Durch ausreichendes Trinken würde sie zunehmen und damit auch die Gelbsucht schneller verlieren. Ich wog die Kleine, manchmal mehrmals am Tag. Die Stillzeiten notierte ich akribisch. Zu sehen, dass die Zahlen auf der Waage ein paar Gramm mehr anzeigten, beruhigte mich genauso wie zu sehen, dass ich regelmäßig stillte. Mir fehlte dieses Urvertrauen, dass ich es genau richtig mache. Damit war ich meist gut durchs Leben gegangen. Ich hatte von meiner Mama oft gehört: „Das wird schon wieder." Und: „Wir beobachten das." Ich vertraute darauf, dass es klappen würde. Mit meinen anderen Töchtern hatte ich dieses Urvertrauen, jetzt war es mir abhandengekommen. Es kam nur langsam zurück, mit jedem Monat, den meine Kleinste älter wurde, und jeder Untersuchung, die mir zeigte: Es geht ihr gut. Sie ist gesund. Ich wünschte mir eine Mutter, die mich in den Arm nimmt und meine Gefühle und Sorgen versteht. Dann wurde ich auch wütend auf die Alzheimerkrankheit. Warum musste meine Mama sie bekommen? Wie ungerecht!

Müttersorgen

Mein Baby beschäftigte mich sehr und doch waren auch die Gedanken an meine Mama da. Ich war traurig, dass meine Eltern nicht sofort zu uns kamen, um ihre neue Enkeltochter zu begrüßen. Natürlich verstand ich die Gedanken meines Papas: Er hatte Angst vor der langen Fahrt und vor einer Übernachtung im Hotel. Für ihn stand fest, dass sie auf keinen Fall in unserer Wohnung übernachten. „Wir wollen dir nicht zur Last fallen", sagte er. Ich war enttäuscht, aber auch froh, denn es war schon zu fünft chaotisch genug in unserer kleinen Vierzimmerwohnung. Aber ich hätte gerne Unterstützung gehabt. Ich fühlte mich oft überfordert von all den Bedürfnissen der Kinder – und dabei waren die beiden Großen sehr zurückhaltend. Aber allein die Organisation und Logistik – sie morgens in die Schule, in den Kindergarten zu bringen, nachmittags abzuholen –, das war mir oft schon in Gedanken zu viel, erst recht mit der Unplanbarkeit der Schreianfälle des Babys. Ich schüttelte immer wieder den Kopf, wenn andere sagten, das dritte Kind laufe einfach mit oder sei das einfachste. Meine Kleinste brauchte anfangs viel Unterstützung und Aufmerksamkeit. Ich gab ihr das gerne, denn ich wollte, dass sie wächst und gedeiht, aber Mutter von drei Kindern zu sein war definitiv eine mehr als tagfüllende Aufgabe.

Dann, gute zwei Monate später, besuchten uns endlich meine Eltern. Mit dem Zug. Meine Eltern waren früher nie viel Zug gefahren. War das jetzt Papas Reaktion darauf, dass er nicht mehr gerne Auto fuhr? Oder weil er sich im Zug besser um Mama kümmern konnte? Ich hinterfragte es nicht groß. Denn ich fand es ja gut, schon aus ökologischen Gründen. Ich hatte ihnen ein Hotelzimmer gebucht, damit sie für sich sein könnten und Ruhe hätten. Aber ich hoffte natürlich, dass wir viel Zeit zusammen verbringen könnten. Es wurde ein knapper Besuch. Meine Eltern kamen zum Kaffee und Abendessen. Ich wuselte herum, mit dem Baby auf dem Arm, und versuchte zu backen, zu kochen, den Tisch zu decken. Mein Papa fühlte sich fremd bei uns, immer bedacht darauf, dass es Mama gut geht. Mama freute sich über das Baby, wollte es streicheln und lachte es an. Aber mehr Zuwendung und Unterstützung konnten meine Eltern nicht geben. Meine Kinder fremdelten ein wenig. Es war schön, meine Eltern in München zu haben. Ich hatte so viele Wünsche und Erwartungen – und wurde enttäuscht. Ich hoffte, dass meine Eltern mich unterstützen würden, aber stattdessen war ich es, die für meine Eltern da war. Ich sorgte und kümmerte mich um sie. Meine Eltern verschwanden schnell nach dem Abendessen im Hotel und sind am nächsten Morgen früh wieder zurückgefahren. Später erzählte mir Papa, dass es am Abend schwierig gewesen sei. Mama wollte nicht in das Hotelzimmer gehen und er musste sie überreden, nicht im Flur stehen zu bleiben. In dieser Nacht hatte er wenig geschlafen. Die fremde Umgebung, die laute Straße vor dem Hotel und immerzu die Sorge, meine Mama könnte verwirrt reagieren, hatten ihn vom Schlafen abgehalten.

Denn zu dieser Zeit wachte sie regelmäßig nachts auf. Manchmal musste sie auf die Toilette, Papa begleitete sie häufig. Morgens wurde sie oft sehr früh wach, wollte aufstehen. Halb fünf oder fünf Uhr morgens. Sie richtete sich auf, blickte nach links und rechts, scheinbar orientierungslos. „Sie muss erst mal gucken", hatte Papa erzählt. Wusste meine Mama noch, wo sie war? Erkannte sie ihr Zuhause etwa nicht mehr? Die morgendliche Verwirrtheit war typisch, wie ich nachlas. Bislang gelang es Papa immer, Mama nach ein paar Minuten wieder da rauszuholen. Sie wusste dann wieder, wo sie war. Zwar brauchte sie Unterstützung, um sich zu Hause gut zu orientieren, aber sie fühlte sich behaglich und wohl.

Ein großes Fest für Mama

Kurz danach fuhren wir zu meinen Eltern, zu Mamas 60. Geburtstag. Feiern oder nicht – diese Frage hatte sich gar nicht gestellt. Für niemanden. „Natürlich bekommt die Mama ein großes Fest", hatte Papa verkündet. Ich hatte Bedenken, ob das nicht zu viel sei. Würde Mama sich wohlfühlen? Wären ihr das nicht zu viele Menschen? Aber ich war die Einzige. Für alle anderen stand fest, dass ein runder Geburtstag auch gefeiert werden müsste. Vielleicht, weil auch ungeschrieben feststand, dass es ihr letzter runder war? Keiner sprach das aus, aber ich dachte es so oft.

Mein Papa hatte sich viel Mühe gemacht, mein Bruder und meine Schwägerin hatten ihn dabei unterstützt. Denn ich war mit meinem winzigen Baby leider keine praktische Hilfe gewesen. Nicht einmal eine Rede wollte ich halten. Mein Papa ist ein großer Redner. Er war Lehrer und Schulleiter und konnte sich dort in seinen Reden ausleben, aber auch bei Familienfesten hat er gerne ein paar Worte gesagt und häufig wurden daraus deutlich mehr als ein paar Worte. Ich hatte das schon ein paar Mal gemacht, aber als es um Mama ging, war für mich klar: Das kann ich nicht. Das wird mir zu emotional. Ich würde nicht nur eine Träne verdrücken oder mal ins Stocken geraten, sondern heulen wie ein trauriges kleines Mädchen. Ich schob mein Baby vor. Meine jüngste Tochter war erst drei Monate alt und sehr nähebedürftig. Ich trug sie die meiste Zeit und wagte es kaum, sie abzulegen. Vermutlich hätte ich dennoch eine Rede halten können, aber emotional war ich zu aufgewühlt.

Fast die ganze Familie kam zu Mamas Fest. Ich genoss vor allem die zwei Tage davor. Mama war sehr ruhig. Sie hat sich von der Gesellschaft oft abgesondert, ist im Garten herumgelaufen. „Jetzt setz dich doch mal zu uns", sagte Papa und wollte sie sanft holen. „Lass sie doch", meinte ich. Vielleicht war ihr das einfach zu viel und sie brauchte eine Pause. Ich verzog mich mit dem Baby immer wieder ins Wohnzimmer und wollte dort Ruhe zum Stillen haben. Mama kam hinterher, setzte sich in ihren Lieblingssessel und schaute zu, wie ich meine Kleinste stillte. Normalerweise nervte mich das, wenn mir andere beim Stillen zuschauten. Aber in diesen Momenten mit meiner Mama genoss ich es.

Am Sonntagvormittag vor der großen Feier ging ich mit Mama und meinem Baby eine Runde spazieren. Ich wollte, dass die

Kleine schläft und Spazieren im Tragetuch war die sicherste Variante, sie zum Schlafen zu bringen. Aber ich genoss auch die Gelegenheit, einmal nur mit Mama zu sein. Als wir auf unser Haus zugingen, parkte dort ein Auto neben dem anderen. Ein paar Gäste waren also doch vorab zu uns gekommen, um zu gratulieren, statt wie vereinbart direkt ins Restaurant zu fahren. „Die sind alle schon da", dachte ich laut und malte mir aus, dass es gleich stressig werden würde. Stressig für mein Baby und für meine Mama. Die vielen Menschen, das viele Geplapper – ich hatte Angst, dass es ihnen zu viel wird. Da fragte meine Mama mich ganz interessiert: „Was ist denn da los?" Das war einer der Momente, die sich mir eingebrannt haben. Wie kann man seinen eigenen Geburtstag vergessen? „Die wollen alle mit dir feiern", sagte ich. Ich hätte dabei lächeln sollen, denn es war ja wunderbar. Aber ich war traurig. „Du hast Geburtstag, Mama", sagte ich.

Es wurde ein schönes Fest. Die ganze Familie war da, viele Freunde und Kollegen meiner Eltern. Mamas Bruder sprach sehr berührende Worte – und auch ihm zitterte immer wieder die Stimme. Zu erleben, dass seine große Schwester Alzheimer hat, fällt auch ihm schwer. Er erzählte lustige Anekdoten von früher, von meiner braven Mama, die so manches ausbaden musste, was ihr kleiner Bruder ihr antat. Die Liebe, die die beiden umgibt, war mit jeder Zeile spürbar. Wir hatten Musik mitgebracht. Wie schön war es, als die beiden miteinander tanzten. Sehr ruhig, aber mindestens so innig wie bei den vielen Geburtstagspartys der Vergangenheit.

Infoteil: Sich im eigenen Zuhause besser zurechtfinden

Irgendwann nehmen die Orientierungsprobleme von Menschen mit Demenz zu. Das zeigt sich draußen, etwa beim Spazierengehen oder Stadtbummel. Aber auch in der gewohnten Umgebung, im Haus oder der Wohnung, wird es häufig schwierig, sich zurechtzufinden. Dann kann es passieren, dass auch Menschen, die eigentlich gut auf die Toilette gehen können, sie im richtigen Moment nicht finden. Oder dass es zu Verwirrungen kommt, weil sie vermeintlich jemanden sehen, dies aber an Spiegelungen oder schlechten Beleuchtungen liegt. Mit verschiedenen Maßnahmen kann man Menschen mit Demenz helfen, sich in ihrem Zuhause besser zurechtzufinden:

Gut beleuchten: Im Dunkeln oder in schummrigem Licht vermindert sich die Orientierungsfähigkeit jedes Menschen. Menschen mit Demenz finden sich dann noch schwerer zurecht. Deshalb ist es wichtig, auf eine gute Beleuchtung zu achten. Es kann hilfreich sein, ein Nachtlicht oder ein Licht mit Bewegungsmelder im Flur anzubringen. Aber hier sollte man testen, ob und wie das angenommen wird. Lichtschalter sollten gut zu erreichen sein. Im Schlafzimmer idealerweise vom Bett aus. Hilfreich ist es auch, wenn Lichtschalter farbig markiert sind, etwa mit einem roten Rand, damit sie besser erkannt werden. Auch Zeitschaltuhren können praktische Helfer sein.

Übersichtlich strukturieren: Wirken zu viele Reize auf Menschen mit Demenz ein, überfordert sie dies schnell. Deshalb gilt es, die Wohnung/das Haus übersichtlich und klar zu strukturieren. Das Motto heißt: lieber wenige, wichtige Möbelstücke als viele. Gleiches gilt für Lieblings- und Erinnerungsstücke wie Bilderrahmen, Püppchen, Statuen, Vasen, Schüsseln, Schälchen, Kerzenständer – zu viele Dinge überfordern. Stellen Sie lieber nur zwei, drei Dinge in das Regal und tauschen diese auch mal aus. Wer Reize reduzieren kann, schafft Ordnung im Raum – und erleichtert die Orientierung. Steht eine Blumenvase mit Rosen auf dem Tisch, wird dies eher wahrgenommen als mehrere kleine Arrangements, die auf Servietten oder Deckchen stehen und mit vielen, kleinen Mustern dekoriert sind.

Farben gezielt einsetzen: Gemusterte Flächen (wie Teppich, Couch, Tapete oder Vorhang) lösen bei Menschen mit Demenz

möglicherweise eine Reizüberflutung aus, die überfordern kann und sich in einer Verwirrung äußert. Auch dunkle Farben sollte man nur gezielt einsetzen, da sie Irritationen hervorrufen können. Ein dunkler Fußabtreter vor der Tür, am Ende der Treppenstufe, eine dunkle Schwelle auf der Terrasse sorgten bei meiner Mama dafür, dass sie sich nicht getraut hat, weiterzugehen. Ideal für die Wände, Vorhänge, Möbel, Stufen und Teppiche sind helle Farben. Sie schaffen ein Wohlgefühl und sorgen für Wärme. Zur besseren Orientierung kann man dann wichtige Dinge wie den Lichtschalter oder die Toilettenbrille in einer kräftigen Farbe anbringen, sodass sie sofort erkannt werden. Ideal ist dafür die Farbe Rot. Übrigens kann man die Angst vor dunklen Farben oder die Irritation durch zu viele Muster bei Menschen mit einem starken Bewegungsdrang auch gezielt einsetzen (siehe Infoteil Kapitel 10).
Feste Plätze etablieren: Menschen mit Demenz und ihre Angehörigen verbringen viel Zeit mit dem Suchen von Gegenständen, sehr viel Zeit. Deshalb ist es wichtig, feste Plätze für Gegenstände zu etablieren, dazu gehört der Schlüssel, die Handtasche, der Kamm, die Armbanduhr, aber auch die Möbel. Natürlich wird es auch dann noch passieren, dass diese verlegt werden und sich an ganz anderen Orten wiederfinden (die Armbanduhr im Kühlschrank), aber es hilft den Angehörigen, die feste Basis des Gegenstands zu kennen. Sie werden dennoch suchen, aber vielleicht etwas weniger.
Beschilderungen anbringen: Haben die Dinge einen festen Platz, ist das gut für die Orientierung. Vieles sieht man aber nicht auf den ersten Blick, weil Kleidung, Papiere, Geschirr und andere Gegenstände meist in Schränken stehen. Ideal ist, wenn alles einen festen Platz hat und übersichtlich eingeräumt ist. Kontrollieren Sie, ob Sie alles benötigen, was in den Schränken steckt, oder ob Sie sich von dem ein oder anderen Gegenstand trennen können. Schreiben Sie Zettel oder nutzen Sie Zeichnungen oder

Fotos (die Symbole sollten gut erkennbar sein). So finden Sie schnell, was Sie suchen. Schilder mit den Symbolen für Teller, Besteck, Tassen helfen bei der Orientierung in der Küche. Das Gleiche gilt für Zimmertüren. Aufkleber oder Schilder mit dem Symbol für Toilette oder Badewanne können helfen, die Toilette eigenständig zu finden.

Für einen guten Halt sorgen: Für viele Menschen mit Demenz sind Treppen eine Herausforderung. Orientierung und wichtigen Halt können Haltegriffe oder ein Handlauf geben. Achten Sie auf einen stabilen und durchgehenden Handlauf. Auch bei der Badewanne oder Toilette sind Haltegriffe wichtig. Sie sollten auch mit nassen Händen gut zu erreichen und greifen sein. Vielleicht können Sie ja den Praxistest machen, bevor Sie sie anbringen (lassen), also selber in die Wanne steigen oder auf die Toilette setzen und probieren, welche Position sich eignen würde. Teppiche und Vorleger sind häufig Stolperfallen. Um die Sturzgefahr zu minimieren, kann es hilfreich sein, den Teppich zu befestigen (etwa mit doppelseitigem Klebeband).

Spiegelndes vermeiden: Im weiteren Verlauf der Demenz leben Betroffene in ihrer eigenen Welt – und häufig in einer anderen Zeit. Sie fühlen sich etwa als junge Frau oder Mann, obwohl sie sehr viel älter sind. Der Blick in den Spiegel löst bei einigen Irritationen und Verwirrung aus. Bemerken Sie solche Irritationen, dann hängen Sie den Spiegel ab, verdecken ihn (teilweise genügt auch oft schon) oder bekleben Sie ihn mit einer Milchglasfolie. Auch auf Möbeln (Chrom/Glas) oder auf dem Boden (Fliesen) sollte man spiegelnde Oberflächen möglichst vermeiden. Große Fenster können im Dunkeln ebenfalls spiegeln und für Verwirrung sorgen. Oft schaffen hier Vorhänge Abhilfe.

8 Neue Welten betreten

„Liebe Mama, bei euch zu sein ist immer schön - und traurig. Ich glaube, dass Papa mehr und mehr überfordert ist. Aber er sagt, er schaffte es noch und brauchte keine Hilfe. Ich könnte mir das jetzt ja sogar besser einrichten, zu euch zu fahren und zu helfen, weil ich sowieso mit dem Baby zu Hause bin. Ja, es wäre Stress, weil es meinen Familienalltag durcheinanderbringt, aber für dich und Papa würde ich das machen.

Denn ich merke doch, dass es nicht mehr so einfach für ihn geht. Er hat noch nicht verstanden, wie wichtig es wäre, Hilfe anzunehmen. Ihr wart gerade erst in Schweden, Urlaub machen, und es war teilweise schwierig. Aber was muss passieren, damit er eine Unterstützung zulässt? Was hättest du denn gewollt? Ich mache mir oft Sorgen um dich, um euch.

Nach dem letzten Arztbesuch war Papa offener für das Thema Tagespflege. Ich habe ganz schnell gehandelt - und einen Beratungstermin ausgemacht. Ich wollte ihn da auf keinen Fall alleine hinschicken. ‚Wir hören uns das mal an', sagte er nervös. Ich war auch angespannt. Wir haben dich zu deinem Bruder gebracht und sind weiter zu dem Termin, von dem wir beide dachten, er wäre ein allgemeiner Informationstermin.

Ich hatte mein Baby dabei, ich nahm an, es geht schnell. Ich dachte, wir informieren uns ein wenig, aber es war ein intensives Aufnahmegespräch und hat mich ausgelaugt. Die

Leiterin wollte alles über deinen, über euren Tagesablauf wissen und hat immer auch etwas über Alzheimer erklärt. Das war interessant und hilfreich. Währenddessen ist mir klar geworden, wie ernst es um dich steht. Dass die Krankheit viel weiter fortgeschritten ist, als ich das wahrhaben möchte. Dass du schon längst sehr viel Unterstützung im Alltag bekommst. Ob du dir noch ein Mittagessen kochen könntest? Vermutlich nicht.

Insgeheim hatte ich gehofft, Papa würde einen Rückzieher machen und den Termin bei der Tagespflege absagen. Dann hätte ich meiner Illusion nachhängen können, dass du gesund wirst und der Alzheimer nur ein Spuk in unserem Leben war. Wie soll es nur weitergehen, mit dir? Jedes Mal, wenn ich wegfahre, bin ich traurig. Weil ich nichts ändern kann an der Situation und es sich anfühlt, als würde ich euch im Stich lassen."

Hilfe holen fällt schwer

„Wie können wir euch helfen?“ – Diese Frage hatten mein Bruder und ich unzählige Male ausgesprochen. Und nicht nur wir, sondern auch Mamas Bruder, Freunde und Nachbarn hatten sich angeboten. Aber Papa machte entweder Scherze („Ich bin doch noch ein junger Kerl“) oder bekräftigte, dass es ihm gut gehe. „Ich habe schon so viel in meinem Leben geschafft, da werde ich das doch auch schaffen“, hatte er mir mal gesagt und dabei verärgert gewirkt. So als würde ich an ihm zweifeln, was ich nicht tat. Ich hatte aber schon lange das Gefühl, dass er sich überforderte. Ja, er hatte Erstaunliches in seinem Leben bewältigt, er hatte als kleiner Junge die Mutter verloren, wurde vertrieben aus Ostpreußen, hat eine neue Heimat und Familie gefunden, wurde zu Unrecht aus der Schule verwiesen und hat sich auf dem zweiten Bildungsweg ein Studium erkämpft und bis zu einem Schulleiterposten nach oben gearbeitet. Er hat die Unterdrückung der DDR am eigenen Leib erfahren und konnte sich nach der Wiedervereinigung viele Wünsche erfüllen und hat dann beruflich auch Karriere machen können.

Er war fest davon überzeugt, sich alleine um Mama kümmern zu können. Denn alles andere in seinem Leben hatte er sich auch alleine erarbeitet. Ich weiß, dass mein Papa da keine Ausnahme ist, sondern es sehr vielen Menschen so geht. Viele Betroffene und Angehörige nehmen keine professionelle Hilfe in Anspruch. Ich glaube, es liegt nicht daran, dass es zu wenig gibt (das ist eine andere Diskussion, die es sicher auch zu führen gilt), sondern es liegt an der emotionalen Hürde. Denn Hilfe zu holen fällt nicht leicht. Es fühlt sich ein bisschen an wie Versagen, weil man es alleine nicht schafft. Ich weiß nicht, woher dieser Anspruch kommt, es unbedingt alleine zu schaffen. Aber ich merke ihn an meinem Papa sehr deutlich. Und ich sehe ihn auch an mir, die ich für meine Kinder auch alles alleine und am besten perfekt hinbekommen möchte. Aber wenn ich nur einmal innehalte und darüber nachdenke, merke ich, dass es nicht funktioniert. Dass es nicht funktionieren und ich mit diesen Erwartungen an mich eigentlich nur scheitern kann. Papa sagt immer: „Ich merke schon, wenn es nicht mehr geht." Kann man das wirklich merken? Davon mal abgesehen: Muss man warten, bis es nicht mehr geht? Für mich gibt es auf beide Fragen eine ganz klare Antwort: Nein. Je mehr man im Hamsterrad der Pflege eines Menschen mit Demenz steckt, umso weniger sieht man seine Situation von außen. Als mein Bruder und ich das erste Mal vorschlugen, dass Mama in eine Tagespflege gehen könnte, sagte Papa: „Mache ich es nicht gut genug?" In seiner Stimme klangen Enttäuschung und Empörung mit. So als würden wir nicht sehen, wie liebevoll er sich um Mama kümmert. Wir führten viele Diskussionen um diese Frage, mal geduldig, mal genervt. Aber bei jedem Besuch sah ich, wie die täglichen Aufgaben und die emotionale Belastung für meinen Papa zu einer immer größeren Last wurden. Dass er kaum mehr Freiheiten hatte, dass sich alles um Mama drehte und er nicht mehr zur Ruhe fand. Und ich sah, dass Mama auch manchmal genervt war. Sie hatte einen großen Bewegungsdrang, ging immer wieder im Flur auf und ab. Vielleicht würden ihr eine andere Umgebung und andere Menschen auch guttun? Ich konnte mir das gut vorstellen. Denn meine Mama war früher eine Frau gewesen, die sich gern mit ihren Kolleginnen austauschte, mit denen sie sich zum Basteln und zu Fitnessworkouts traf, und jetzt war sie mit einem einzigen Menschen zusammen, 24 Stunden, sieben Tage die Woche. Andere Menschen könnten da vielleicht ein wenig Abwechslung schaffen.

In guten wie in schlechten Zeiten

„Ich will doch für eure Mutti da sein", sagte Papa. ‚In guten wie in schlechten Zeiten' – hielt ihn dieses Eheversprechen davon ab? Mama hatte ihm viele Jahre den Rücken frei gehalten. Als er Schulleiter wurde und sehr viel arbeitete, war es Mama, die den Alltag am Laufen hielt. Sie kaufte ein, hielt das Haus sauber, war für uns da – alles ganz selbstverständlich neben ihrer eigenen Vollzeitberufstätigkeit. Erst heute kann ich nachvollziehen, wie anstrengend das für meine Mama manchmal gewesen sein muss. „Sie war immer für mich da, jetzt möchte ich ihr das zurückgeben", hatte Papa gesagt. Er wollte bestmöglich für Mama da sein – und wir wollten ihn darin unterstützen. Denn wir sahen, wie sehr sie ihn brauchte. Sie richtete sich nach ihm, brauchte ihn als Anker im Alltag. Er half ihr bei praktischen Dingen wie Anziehen und übernahm mittlerweile fast alle Aufgaben im Haushalt. Mama, die früher so eine wunderbare und kreative Kuchen- und Tortenbäckerin gewesen war, konnte das schon lange nicht mehr. Mein Papa hatte mittlerweile gelernt zu backen. „Den haben wir zusammen gebacken", präsentierte er voller Stolz den Mandarinenschmandkuchen, wenn wir sie besuchten. In der Weihnachtszeit hatten sie Plätzchen gebacken. Als ich ein Kind war, kam mein Papa nur ab und zu in die Küche, um zu prüfen, wie weit wir waren. Nie hatte er auch nur ein Plätzchen ausgestochen – und nun rollte und formte er liebevoll die Vanillekipferl. In der Tat, aus meinem Papa war aus der Not ein ganz ordentlicher Bäcker geworden. Mamas Alzheimer brachte so gesehen auch neue Kompetenzen für meinen Papa, aber eben auch mehr Aufgaben.

Meine Eltern machten sehr viel zusammen, eigentlich machten sie alles nur noch zusammen. Denn Mama, die phasenweise so viel abgespült und abgewischt hatte, nahm sich im Haushalt immer mehr zurück. Hatte sie Angst, etwas falsch zu machen? Oder wusste sie schlichtweg nicht mehr, wie es geht? Also ergriff mein Papa zu jeglichen Haushaltstätigkeiten die Initiative und motivierte sie, mitzumachen. „Wir müssen noch bügeln", erzählte er am Telefon. Oder: „Wir kochen jetzt Mittagessen." Ich weiß nicht, wie er das gemacht hat, aber er schaffte es fast immer, kleine Witze zu machen. Mama sollte es gut haben – und er würde alles für sie machen, das spürte jeder. Dass Mama woanders als zu Hause sein konnte, kam lange nicht in Betracht für Papa. Mein Bruder und ich suchten nach Ansprechpartnern und Möglichkeiten, denn wir beide waren an unsere neuen Wohnorte gebunden. Doch solange Papa sich nicht auf Hilfen und Unterstützungsangebote einlassen wollte, konnten wir wenig tun. Wir konnten nur zusehen und hoffen, dass er den Punkt, an dem er Hilfe bräuchte, wirklich alleine bemerken würde – und dann für ihn da sein.

Der lange Weg zur Tagespflege

Und dann suchte Papa plötzlich von alleine Rat. Der Routinetermin bei Mamas Neurologen stand an und Papa versuchte mit einem Mal, den Termin vorzuverlegen. Meine Eltern hatten Urlaub in Schweden gemacht, da sei es „schwierig gewesen", erzählte er. Unruhig wirkte mein Vater in diesen Tagen. Er klang, als ob er sich große Sorgen machte.

Meine Eltern waren schon immer Schwedenfans. Lange blieb es ihnen aufgrund der Reisebeschränkungen in der DDR verwehrt, nach Schweden zu fahren. Aber nach der Wende war es eine der ersten Urlaubsreisen. Immer wieder fuhren meine Eltern nach Småland oder an die schwedische Küste, erst mit uns Kindern, später alleine. Papa wollte so gerne noch einmal nach Schweden, aber er hatte große Bedenken. Alleine mit Mama – ob das gut gehen würde? Und dann entschieden mein Bruder und seine Frau sich, Papa diesen Gefallen zu tun. Sie fuhren gemeinsam. Ich hatte sie unterstützt. Nie wäre ich auf den Gedanken gekommen, dass es Probleme geben könnte. Mama war mit ihrer Familie unterwegs und dort in Schweden wollten sie bei einem guten Freund Urlaub machen. Das Häuschen, den See, die Wiesen, all das kannten sie sehr gut von früheren Urlauben, und der Freund war einer der engsten, den meine Eltern hatten. Aber dann war schon die Nacht im Hotel während der Anreise schwierig. Sie hatten sie eingeplant, um es für Mama entspannter zu machen. Aber sie wollte kaum in das Hotel reingehen. „Wären wir mal besser durchgefahren", hat meine Schwägerin später gesagt. Es ging irgendwie. Aber am nächsten Tag erlebten sie eine unschöne Situation im Auto. Mama saß hinten und fing an zu schimpfen. Sie wolle das alles nicht. Mein Bruder fuhr an die Seite, um anzuhalten und sie zu beruhigen. Aber Mama machte die Tür auf und marschierte einfach davon. Rein in den Wald. „Kerstin!", rief mein Papa. Mein Bruder eilte hinterher. Mama ging so zügig, dass mein Bruder kaum hinterherkam. Er holte sie ein, sie drehten um – aber er erzählte, dass das ungute Gefühl im Bauch blieb. Auch in den folgenden Tagen gab es immer mal wieder aggressive Situationen, Momente, wo Mama wütend war oder einfach davonging. Ein entspannter Urlaub wurde es nicht. Für meinen Papa stand danach fest, dass er mit Mama nicht mehr verreisen kann.

Für den Alltag erhoffte er sich Tipps von Mamas Arzt. Vielleicht lag es ja auch an ihren Medikamenten, dass sie so aggressiv reagiert hatte? „Soll ich die Tablette weglassen?“, fragte er mich um Rat. „Nein“, antwortete ich entschieden, ohne zu wissen, welche Nebenwirkungen das Medikament hat. Ich schob Mamas Unruhe auf das lange Fahren und ihre damit verbundene Unsicherheit. Was nun passieren könnte, wenn sie ihre Tabletten plötzlich absetzt, das wussten wir ja gar nicht. „Das besprechen wir besser mit dem Arzt“, schlug ich Papa vor. Und ich hoffte sehr, dass der Rat wusste und meinen Eltern helfen konnte. Denn ich merkte, dass die Belastung immer größer wurde. Papa sagte, dass er alles alleine schafft, aber in der Realität sah es eben anders aus. Er hatte Mama immer mal kurz alleine zu Hause gelassen, aber das ging mittlerweile eigentlich nicht mehr. Und nachdem er sie einmal weinend im Wohnzimmer gefunden hatte, nachdem er kurz beim Bäcker gewesen war, machte er das nicht mehr. „Frag doch jemanden um Hilfe“, bat ich ihn.

Ich begleitete meine Eltern zum Arzttermin. Nicht, weil ich sie kontrollieren wollte, sondern weil ich wusste, dass mein Papa nervös war. Ich hatte Angst um ihn und um Mama, wenn er so angespannt Auto fuhr. Ich wollte aufmerksam zuhören, weil er es in seiner Unruhe nicht würde tun können. Und ich wollte nachfragen. Ich hatte mich mit meinem Bruder abgesprochen. Wir wollten wissen, was wir tun könnten und was der Arzt von der Idee mit der Tagespflege hielt. Mamas Arzt sprach sich sehr dafür aus, es mit einer Tagespflege zu probieren. Als ich nachfragte, nickte er und meinte, er hätte es Papa auch schon ein paar Mal gesagt. Eine Tagespflege sei erst mal bestimmt eine gute Lösung, meinte er. Und er sagte auch sehr offen, dass wir damit nicht mehr zu lange warten sollten. Denn Mama würde sicher etwas Zeit benötigen, um sich daran zu gewöhnen – und irgendwann wäre der Zeitpunkt verstrichen, an dem sie das noch könnte. Wie immer war Mama bei dem Gespräch dabei – und hatte Tränen in den Augen. Sie schaute immer wieder zu Papa und mir, nestelte unruhig mit den Fingern an ihrem Strickjäckchen. Hatte sie verstanden, um was genau sich unser Gespräch kreiste? Hatte sie verstanden, dass es nur um die Tagespflege ging und nicht etwa die Einweisung in ein Heim? Papa hatte stumm genickt, während der Arzt sprach. Er wirkte danach zerknirscht, war schweigsam auf dem Heimweg. Der Arzt hatte mich bestätigt, ich hätte mich also richtig freuen können, aber auch ich war nachdenklich.

„Ja, meinst du wirklich?", fragte Papa am Nachmittag, als wir wieder zu Hause waren. „Wir können uns doch mal informieren und dann immer noch entscheiden", schlug ich vor. „Soll ich mal einen Beratungstermin bei einer Tagespflege im Ort ausmachen", fragte ich vorsichtig. „Ja, kannst du machen", sagte er. Dieses Ja war das Signal, das ich brauchte, um mit der Recherche loszulegen. Gleich an dem Abend hatte ich eine Adresse im Internet herausgesucht und mich informiert. Zwei Tage später stand der Beratungstermin fest. Monatelang hatten wir darüber diskutiert, uns mal beraten zu lassen – und jetzt war es ganz schnell gegangen.

Warten auf die Tagespflege

Der erste Schritt zum Hilfeannehmen war der schwierigste. Nicht vom Organisatorischen her, aber vom Emotionalen. Mit einem Anruf hatte ich den Termin bei der Tagespflege ausgemacht. Das hatte nicht länger als zehn Minuten gedauert. Aber der emotionale Faktor war umso höher. Der Termin stand und er machte meinen Papa nervös. Ich war in Elternzeit mit meinem Baby und relativ flexibel. Ich versprach meinem Papa, ihn zu begleiten. Vielleicht wollte ich auch unbedingt mitgehen, damit er es sich nicht anders überlegt. „Kommt die Mama da mit?", fragte er mich. Ich hielt das für keine gute Idee. Wir wussten ja selber nicht genau, was uns erwartete. Würde es sie nicht nur verwirren und verunsichern, unsere Nervosität in dieser fremden Umgebung zu spüren? Ein paar Wochen später fuhr ich mit meiner Jüngsten zu meinen

Eltern, um Papa zu dem Termin zu begleiten. Wir brachten Mama zu ihrem Bruder, der sich freigenommen hatte. Es half, sie dort gut aufgehoben zu wissen, aber ich war trotzdem nervös. Papa auch. Wir waren ein wenig zu früh da, warteten im Flur. Papa setzte sich, kaute auf seiner Lippe und blickte mich ernst an. „Ach, Peggy", sagte er. Ich versuchte zu lächeln und beruhigte ihn. „Wir schauen mal, was die jetzt sagt." Und dann holte uns auch schon die Leiterin ab. Wir folgten ihr ins Büro, ich spürte ein mulmiges Gefühl in meinem Bauch. Gleichzeitig blickte ich neugierig um mich und versuchte herauszufinden, ob das nun eine gute Einrichtung war oder nicht. Wir kannten niemanden hier und auch sonst hatte ich nicht recherchiert. Ich wollte mich auf mein Bauchgefühl vor Ort verlassen.

In diesem Gespräch war ich vor allem damit beschäftigt, mich um mein Baby zu kümmern und dafür zu sorgen, dass es ruhig blieb, mit viel Stillen und Schaukeln. Eigentlich war ich auch ganz dankbar für die Ablenkung, denn in diesem Gespräch merkte ich auch, wie viel Unterstützung und Pflege Mama tatsächlich schon im Alltag bekommt. Die Leiterin fragte sehr detailliert nach, wollte wissen, was Mama kann, wie ihr Tag aussieht und was sie früher gemacht hat. Und Papa erzählte sehr viel. Ich hatte das Gefühl, dass er auch froh war, sich mal so detailliert austauschen zu können und ein paar Tipps zu bekommen. Nach zweieinhalb Stunden waren wir endlich fertig und wollten uns verabschieden, aber beinahe hätten wir das Wichtigste vergessen: einen Rundgang durch die Räume der Tagespflege. Denn durch das Gespräch bekamen wir zwar viele Informationen, aber durch einen Rundgang erhält man einmal einen anderen Einblick in die Tagespflege. Die Leiterin führte uns durch die Räume, zeigte den Bereich, wo gegessen wird, die Küche, den Ruheraum. Es war merkwürdig und fühlte sich ein bisschen an wie die Rundgänge, die ich bereits in unzähligen Kitas hinter mir hatte. Hier war es etwas weniger bunt und weniger laut. Würde sich Mama hier wohlfühlen? Bei meinen Kindern hatte ich mir die Frage nicht wirklich gestellt, jetzt hier für Mama fragte ich mich. Wie würde es für sie sein, hierherzukommen? Es sah freundlich und hell aus. Die Leiterin erzählte von den Sportangeboten und Gymnastikrunden und da war ich mir fast sicher, dass Mama das Freude machen würde und sie hier einen guten Platz hätte. Als wir uns verabschiedeten, verblieben wir damit, dass die Leiterin Mama in ihre Warteliste aufnimmt und sich meldet, sobald sie einen freien Platz hat. Papa wollte Mama für zwei Tage pro Woche anmelden.

„Was die alles wissen wollte", sagte Papa nach unserem Gespräch. Er wollte so schnell wie möglich zu Mama. Ja, es war ein sehr langer Termin gewesen und wir hatten so viele Informationen bekommen, dass ich müde war. Aber ich fand es sehr gut, denn die Leiterin hatte sich wirklich interessiert. Und dann passierte erst mal nichts. Die Wochen vergingen und wir hörten nichts von der Tagespflege. Ich glaube, Papa war auch ein wenig froh. Zu hören, wie viel Papa Mama im Alltag unterstützte, hatte mich überrascht und erstaunt. Sie brauchte viel mehr Unterstützung, als ich das aus der Ferne wahrgenommen hatte. Das auf den Termin zurückführbare Wissen um den deutlich fortgeschrittenen Krankheitsverlauf erfüllte mich mit Traurigkeit. Aber ich war auch voller Hoffnung. Denn die Leiterin machte einen sympathischen Eindruck. Ich hatte das Gefühl, dass sie sich ehrlich für meine Mama und meinen Papa interessierte – und dieses Gespräch weit mehr als eine Formalität für sie gewesen war. Ich spürte, dass dies ein guter Ort für Mama und auch für Papa sein könnte.

Zwischen Loslassen und Festhalten

Und dann war es plötzlich so weit. Eines Morgens, ich ging mit einer Kollegin die Straße zum Verlag entlang, klingelte mein Handy. „Hallo, hier ist die Tagespflege. Wir hätten einen Platz frei für Ihre Mutti", kam die Leiterin der Tagespflege sofort zum Punkt. „Oh", sagte ich überrumpelt. Ich freute mich und dachte: ‚Oh, jetzt wird es ernst.‘ Ich verschwendete keinen Gedanken daran, ob Mama sich dort eingewöhnen würde. Meine Bedenken waren vielmehr, ob mein Papa dem noch immer zustimmen würde.

Ich zweifelte, denn mein Papa hatte in den Wochen des Wartens immer mal wieder gesagt, er wisse eigentlich gar nicht genau, warum Mama in die Tagespflege gehen solle. Sie habe es doch gut zu Hause und er sei ja für sie da. „Sie müssen auch auf sich achten“, appellierte Mamas Arzt zwar immer wieder, und ich hatte schon unzählige Male argumentiert, dass er dann wieder ein bisschen Zeit für sich hätte und sich entspannen könne. Das war zu Hause schon lange nicht mehr möglich. Papa sagte bei so gut wie jedem Telefonat, dass er sich gar nicht mehr in Ruhe hinsetzen kann, dass er immer auf Mama schaut und darauf, was sie macht und wohin sie geht. Früher hatte mein Papa liebend gerne in seinem schwarzen Ledersessel gesessen und Bücher gelesen. So lange ich mich erinnere, lag mindestens ein dickes Buch über Ostpreußens Geschichte auf dem Wohnzimmertisch. Wenn Papa nicht in seinen Büchern las, dann den *Spiegel*. Jetzt lagen da nur die Anzeigenblättchen. „Ich finde einfach keine Ruhe“, sagte Papa, als ich ihn fragte, warum er denn gar nicht mehr lese.

Papas Aufgabe war es, sich um Mama zu kümmern, und er machte dies gerne und liebevoll. „Das schaffe ich doch“, sagte er meist, wenn ich Hilfsangebote vorschlug. Manchmal äußerte er es mit einem tiefen Seufzer oder schob ein „Ach, es ist schon schwierig geworden“ hinterher und erzählte, was alles nicht mehr so gut klappe wie früher. Und ich? Schüttelte meist mit dem Kopf. Rollte mit den Augen. Oder sagte: „Na ja, das ist eben so. Sie kann es nicht mehr. Das wird sich nicht ändern.“

Und in der Tat: Es wurden immer mehr Dinge, die Mama nicht mehr so machen konnte wie früher. Es waren einfache Dinge im Haushalt wie Bügeln oder Abspülen. Sie zog sich zurück, von den Tätigkeiten und auch von uns. Sie war jetzt oft in einer anderen Welt. Sie ging viel für sich im Haus hin und her. Wenn man sie in etwas einbeziehen wollte, wirkte sie meist desinteressiert. Gemeinsam mit den Kindern etwas zu spielen klappte längst nicht mehr. Mama saß zwar daneben, aber sie schaute oft nicht einmal hin.

Loslassen und Abschiednehmen, das mussten wir immer häufiger von vielen kleinen Dingen – und Papa fiel das besonders schwer. Und doch konnte er sie loslassen und wagte den Versuch mit der Tagespflege. Er brachte Mama morgens hin und holte sie am Nachmittag ab. Wir hatten zwei Tage die Woche gebucht und hofften, dass mein Papa diese freie Zeit guttun würde. Mama fand sich schnell zurecht in der Tagespflege. Das Team führte sie gut ein, Mama hatte Freude an den Aktivitäten dort. Besonders mochte sie die Bewegungsangebote. Das freute mich, denn genau darauf hatten wir gesetzt, dass sie sich als ehemalige Sportlerin dabei wohlfühlen würde. Aber Papa haderte lange damit. „Wenn ich da die alten Leute sehe und dann deine Mutti, das tut mir schon weh“, erzählte er mir.

Klar, Mama fiel auf in der Gruppe. Sie war mit Abstand jünger als die meisten Tagespflegegäste und nicht viel älter als die Pflegerinnen. Meinem Papa fiel der Start in der Tagespflege so viel schwerer als Mama. Für sie war es kein Problem, mit den älteren Menschen zusammen zu sein. Mit der Zeit spielte es für sie eine immer geringere Rolle. Mein Papa hingegen sagte auch Jahre später noch, dass es ihm so schwerfalle, sie dorthin zu bringen. Er machte es, weil es ihm eine immer wichtiger werdende Auszeit verschaffte, aber es fiel ihm immer schwer. Ich war manchmal ungeduldig, weil ich die Tagespflege mit der Krippe oder dem Kindergarten verglich. Mir war die Eingewöhnung meiner Kinder nie leichtgefallen, aber ich war auch immer dankbar gewesen, dass ich durch die Einrichtungen eine kleine Pause bekam und wieder arbeiten konnte. ‚Warum fiel das Papa so schwer?‘, fragte ich mich. Erst viel später verstand ich, dass mein Vergleich hinkte. Meine Töchter wurden größer und lernten jeden Tag mehr, auch dank des Kindergartens. Meine Mama hingegen vergaß und verlernte jeden Tag ein wenig mehr – und daran konnte auch die Tagespflege nichts ändern. Für meinen Papa war Mama das

Wichtigste im Leben gewesen, und nun musste er mit ansehen, wie sie sich immer mehr veränderte und vieles von dem, was er mit ihr teilte und wie er sie kannte, nicht mehr war. Immer wieder loslassen, obwohl man mit ganzer Kraft festhalten möchte – wie soll das nach einem ganzen gemeinsamen Leben gehen?

Infoteil: Tagespflege – was ist das?

Ein Angebot zur Betreuung von Menschen mit Demenz ist die Tagespflege, die von Kliniken, Seniorenzentren, Wohlfahrtsverbänden oder Vereinen angeboten wird. Aber was ist das überhaupt? Worauf sollte man achten beim Antrag? Fühlt sich der Mensch mit Demenz dort wohl?
Was passiert da? In vielen Tagespflegen gibt es einen strukturierten Ablauf: Morgens kommen die Gäste an und verbringen den Tag gemeinsam mit Mahlzeiten wie Frühstück, Mittagessen, Kaffeetrinken und können an Aktivitäten teilnehmen. Vieles in Gruppen, aber auch Einzeltherapie und -angebote sind möglich. Die Gruppe ist unterschiedlich groß und je nachdem, ob es sich ausschließlich um Menschen mit Demenz handelt oder eine gemischte Gruppe, gibt es verschiedene Aktivitäten wie Basteln, Kochen, Backen, Gartenarbeit, Singen, Tanzen, Spaziergänge. In manchen Tagespflegen gibt es auch Tiere. Falls es etwas gibt, das Ihrem Angehörigen besondere Freude macht, informieren Sie die Pflegenden. Es gibt natürlich immer auch Zeit für Ruhephasen. Sofern man Medikamente benötigt, werden sie ebenfalls in der Tagespflege gegeben. Dazu sollten Sie immer einen aktuellen Medikationsplan in der Tagespflege hinterlegen.
Wie oft sollte man in die Tagespflege gehen? Die Tagespflegen sind in der Regel montags bis freitags geöffnet. Man kann wählen, wie viele Tage der Angehörige dort verbringt, von einem bis fünf Tagen ist theoretisch alles möglich. Um in eine gewisse

Routine zu kommen, ist es sicher hilfreich, mehr als einen Tag in Anspruch zu nehmen, aber das hängt individuell von jedem Gast und seinen Routinen ab.

Wie hoch sind die Kosten? Die Kosten unterscheiden sich von Träger zu Träger. Sie werden tageweise berechnet. Je mehr Tage man in die Tagespflege geht, desto höher die Kosten. Bei den Pflegegraden 2 bis 5 steht ein Budget der Pflegekasse für die Tagespflege zur Verfügung. Je höher der Pflegegrad, umso mehr wird von der Kasse übernommen. Wichtig zu wissen: Dieses Geld zahlt die Pflegeversicherung nur für die Tagespflege und man kann es zusätzlich zu anderen Leistungen wie Pflegesachleistungen, Verhinderungspflege und Entlastungsleistungen in Anspruch nehmen. Je nachdem, wie viele Tage man in der Tagespflege ist, lässt sich der Besuch dort teilweise oder komplett finanzieren. Auch für Pflegegrad 1 gibt es die Möglichkeit, Leistungen der Pflegeversicherung anrechnen zu lassen. Viele Tagespflegen bieten auch Fahrdienste an. Diese sind manchmal extra zu bezahlen, können dann aber anteilig durch die Pflegeversicherung finanziert werden. Die sogenannten Investitionskosten, also die Kosten für Anschaffung und Unterhalt der Räume, können noch dazu kommen. Das erfahren Sie in einem Erstgespräch, in dem ein Mitarbeiter der Tagespflege die Kosten auflistet und auch beraten kann, mit welchen Leistungen diese bezahlt werden können. Lassen Sie sich einen schriftlichen Kostenvoranschlag geben.

Wo findet man eine gute Tagespflege? Hilfreich ist natürlich Mund-zu-Mund-Propaganda und die Pflegestützpunkte in Ihrer Region können hier helfen. Falls Sie jemanden kennen, der in einer Tagespflege Gast ist oder dort arbeitet, fragen Sie nach den Erfahrungen. Falls nicht und Sie mehrere Tagespflegen zur Auswahl haben, gehen Sie dorthin. Vielleicht können Sie mit jemandem sprechen und ihn nach den Erfahrungen fragen. Vielleicht gibt es so etwas wie einen Tag der Offenen Tür.

Nutzen Sie in jedem Fall ein Informationsgespräch, stellen Sie Ihre Fragen und machen Sie einen Rundgang durch die Räume. Vielleicht bekommen Sie dabei auch einen Eindruck von der Stimmung in der Einrichtung. Was sagt Ihr Bauchgefühl? Die meisten Einrichtungen bieten Probetage an. Wenn Ihr Angehöriger bereits in die Tagespflege geht, er sich dort aber nicht wohlfühlt oder Sie unzufrieden sind, können Sie den Platz kündigen. Suchen Sie in jedem Fall das Gespräch, wenn sich Ihr Angehöriger nicht wohlfühlt. Vielleicht liegt es an den Aktivitäten, einer bestimmten Routine oder an einer Person.

9 Neu kommunizieren lernen

„Liebe Mama, ich bin wieder in meinem alten, neuen Alltag. Die Kleine ist in der Krippe und entdeckt gerade das Laufen für sich. Still sitzen geht gar nicht und sie ist immerzu in Bewegung. Ich wünschte, du könntest das sehen. Mein Alltag mit Arbeit, Kindern und Haushalt hat mich wieder. Ich fühle mich so unsicher und frage mich, wie alles weitergeht. Irgendwie wie immer, mit dem gleichen Stress, den ganzen Zweifeln und auch der Unzufriedenheit. Wie komme ich da raus? Was will ich eigentlich? Gestern stand ich im Garten und während die Kinder friedlich spielten, habe ich an allem gezweifelt. Ich wünschte, ich hätte mir eine Auszeit gegönnt, Zeit nur für mich, um all meinen Fragen auf die Spur zu kommen und wirklich etwas zu ändern. Stattdessen will ich so weitermachen wie vorher, habe aber doch einfach nur das Gefühl, dass alles viel zu viel ist. Ich fühle mich sehr allein damit...

Heute auf dem Spielplatz waren zwei Eltern mit ihrem zweijährigen Sohn und beiden Großeltern. Wie habe ich die gehasst. Ich finde es unfair, dass ich mich durch alles alleine durchkämpfen muss. Das ist blöd, ich weiß. Aber manchmal finde ich es einfach ungerecht und unfair und möchte wütend werden wie ein Teenager.

Ich wünschte, du wärest da für mich. Oder dass ich dir zumindest meine Sorgen erzählen könnte. Ich würde mit dir gerne sprechen oder zumindest so telefonieren wir früher.

Weißt du noch, wie ich dich manchmal wegen Kleinigkeiten angerufen habe? Wie du mir auch aus der Ferne Mut gemacht hast? Das vermisse ich so sehr. Du bist zwar noch da, und dafür bin ich auch sehr dankbar, aber unsere Gespräche sind verstummt. Verstehst du mich noch? Hörst du überhaupt mich, wenn ich etwas sage, oder wer ist dann in deinem Kopf? Wenn du jetzt sprichst, dann sind das einzelne Wörter. Ein ‚Mmh' oder ‚Ja' - und wenn du mal einen ganzen Satz sagst, dann feiere ich das innerlich. Unsere Kommunikation ist eine andere geworden und ich habe immer noch nicht gelernt, das ohne Traurigkeit zu akzeptieren."

Wo sind die Wörter?

Irgendwann hat meine Mama aufgehört zu sprechen. Nicht von einem Tag auf den anderen, es war ein schleichender Prozess. Einer, der langsam vorwärts weiterkriecht und dem man wenig Beachtung schenkt, weil er so langsam abläuft, dass er nicht auffällt. Doch dann wacht man phasenweise auf und steht vor dem Ergebnis. Überrascht, hilflos, hoffnungslos, weil da etwas verschwunden ist, das sich nicht verabschiedet hat und einfach weg ist.

Meine Mama war schon immer ein eher ruhiger Mensch. Gerade in großen Gruppen hielt sie sich meist zurück, Vorträge und Reden waren nicht ihr Ding, da ließ sie gerne meinem Papa den Vortritt. Aber in kleinem Kreis und in der Familie haben wir viel gesprochen. Als Lehrerin stand sie jeden Tag vor Schülern und führte souverän durch den Unterricht.

Meine Mama wurde langsam ruhiger. Anfangs wurde sie vor allem in Gesprächen mit vielen Menschen stumm. Wenn wir alle zusammensaßen und redeten, war ihr das zu viel. Ich glaube, sie konnte unserem Hin und Her nicht mehr richtig folgen. Sie tat mir leid. Wir versuchten ihr Raum zu geben und sie einzubeziehen. Wir sprachen sie an und fragten sie. Sie antwortete immer häufiger mit Floskeln. Ich wunderte mich und markierte es als Fehler, nicht ahnend, dass ich mich Jahre später über ein einzelnes Wort freuen würde.

Ich nahm den Prozess vor allem auch durch unsere Telefonate wahr. Seitdem ich ausgezogen bin, habe ich häufig mit Mama telefoniert. Wir hatten keinen festen Telefontag, sondern haben nach Lust und Laune und je nachdem, welche Fragen im Alltag auftauchten, miteinander telefoniert. Als ich in meiner allerersten eigenen Wohnung wohnte, habe ich sehr oft angerufen, um zu fragen, wie man etwas kocht oder backt. Kohlrouladen etwa. Oder Mamas wunderbaren Russischen Zupfkuchen. Klar, ich hätte das auch nachschlagen können, aber es war einfach schön, mit Mama zu sprechen.

Ziemlich bald nach der Diagnose ging nur noch Papa ans Telefon. Während unsere Gespräche länger und intensiver wurden, nahmen die Gespräche mit Mama ab. Ich sprach immer erst mit Papa, dann gab er Mama den Hörer. Sie sprach immer weniger. „Gibst du mir noch Mama?", fragte ich bei jedem Telefonat, oder er sagte: „Warte, ich geb dir noch die Mama." Doch das hörte nun auch auf. Mama sagt nichts. Sie trug den Telefonhörer durch die Wohnung, wusste aber nichts damit anzufangen. Papa hatte immer schon auf laut gestellt. So hörte sie meine Stimme, wenn ich anrief und mit Papa sprach, aber ich wollte auch gerne direkt mit ihr reden.

Ich versuchte dann zu erzählen und plauderte von meinem Tag, was die Kinder gemacht hatten und sprach übers Wetter. Ich hoffte, sie zum Antworten motivieren zu können, dass sie mit mir spricht, so ein bisschen wie früher. Aber sie sagte nichts mehr – und ich blieb immer mit einem traurigen Gefühl zurück und war enttäuscht. Meine Töchter merkten das natürlich. Wenn ich nach einem Telefonat weinte, haben sie mich entsetzt angeschaut oder sind weinend auf meinen Schoß gekrabbelt. „Es ist nichts passiert, keine Angst. Ich bin einfach traurig, dass ich nicht mehr mit der

Oma telefonieren kann“, erklärte ich sofort, denn ich wollte nicht, dass meine Kinder Angst bekommen.

Dass Mama nicht mehr spricht, ist ein Teil der Krankheit. Dass sie etwas so scheinbar Normales wie Sprechen nicht mehr kann, das mitzuerleben macht traurig. „Es ist ganz schön ruhig hier“, sagt Papa manchmal am Telefon. Manchmal beneide ich ihn darum, denn bei mir ist es mit drei Kindern oft viel zu laut. Aber mitzuerleben, wie seine Frau immer mehr in ihrer Welt lebt und man kaum miteinander kommunizieren kann, das tut weh.

Nicht nur die Telefonate, auch die persönlichen Gespräche wurden kürzer und stockender. Es traten immer häufiger Lücken auf. Diese Wortfindungsstörungen sind typisch bei der Alzheimerdemenz und gehören zu den frühen Symptomen. Mama verstummte in den Gesprächen, weil ihr das passende Wort nicht einfiel, sie nutzte selten Umschreibungen oder Fantasiewörter. Es ist ähnlich wie bei kleinen Kindern oder wenn man eine Fremdsprache lernt und erst einen Teil des Wortschatzes kennt. Fehlt das passende Wort, wird ein anderes benutzt, um den Satz beenden zu können. Ärzte sprechen dann auch von Konfabulieren.

Dass das Sprechen abnimmt, ist bei sehr vielen Alzheimerbetroffenen so. Bei manchen geschieht dies jedoch sehr früh. So auch bei meiner Mama. Körperlich war sie noch fit, konnte lange Runden spazieren gehen, aber sie sprach fast gar nicht mehr.

Mamas Arzt hatte erklärt, dass bei manchen Patienten das Sprachzentrum im Gehirn besonders betroffen ist und die für die Sprache zuständigen Nervenzellen nicht mehr arbeiten können.

Ohne Worte miteinander sprechen?!

Mamas Sprachlosigkeit stellte ich mir vor, wie wenn ich in einem anderen Land bin und die Sprache überhaupt nicht kenne. So als wäre ich wieder in dieser kleinen äthiopischen Nomadensiedlung, in der ich vor Jahren als Ethnologin geforscht hatte. Ich kannte die

Sprache der Menschen nicht und lernte sie nach und nach durch das Miteinandersprechen und Zusammensein. Mir blieb meist nichts anderes übrig, als über meine Körpersprache zu kommunizieren, denn ich kannte zu Beginn nur wenige Worte. Manche gaben sich sehr viel Mühe, mich zu verstehen und mir etwas zu erzählen. Andere weniger. Möglicherweise hakt der Vergleich ein wenig, denn ich lernte ja immer mehr die Sprache der anderen und konnte bald Sätze sagen und kommunizieren. Mamas Lernfähigkeit hingegen nahm deutlich ab. Aber es zeigte mir auch: Wir können sehr gut miteinander sprechen, ohne Wörter zu benutzen.

Wenn wir zusammen waren, merkte ich, dass wir dennoch dazu in der Lage sind, uns zu unterhalten. Über mein Lächeln, mein Streicheln, mein Dasein – die Körpersprache wurde zu unserer Kommunikationsmethode. Je mehr Mamas Wörter verschwanden, desto wichtiger wurde die Sprache des Körpers.

Der Psychogerontologe Huub Buijssen hat in einem seiner Ratgeber darüber geschrieben, dass für Menschen mit Demenz „die Körpersprache wieder zur ersten und wichtigsten Sprache“ wird. Ich finde das ein wunderschönes Bild, denn es stellt nicht das Nicht-Können oder den Verlust in den Vordergrund, wie wir es viel zu oft im Leben mit der Demenz machen.

Die Körpersprache als wichtigste Sprache – wie wahr das doch ist. Es ist das, was wir als Babys als Erstes beobachten und verstehen. Und irgendwie ist es auch das, was wirklich zählt. Wenn ich liebe Worte sage, aber in einem genervten Tonfall und mit rollenden Augen, dann traut mein Gegenüber ihnen vermutlich nicht. Und meine Mama, die diese lieben Worte gar nicht erst versteht, wird durch meine Mimik und Sprachmelodie nur das Genervte und Negative hören und sehen. Huub Buijssens Rat an Angehörige: „Bedenken Sie, dass Freundlichkeit und ein Lächeln oft der Schlüssel zu einer guten Kommunikation sind.“ Wenn ich lächle, dann nimmt meine Mama das wahr und spürt ganz viel Positives.

Nun fällt es mir deutlich leichter, mich bewusst positiv auszudrücken, als meine Mama zu verstehen. Sie ging um den Tisch herum und wanderte im Flur auf und ab und war in ihrer ‚Anderswelt' versunken. Wollte sie damit etwas sagen? Ich war mir unsicher. Wo fängt Kommunikation an, was ist Kommunikation – unser gesamtes Handeln und Tun? Mama konnte nicht mehr gezielt oder mit einer bestimmten Intention kommunizieren, sondern das, was sie tat, spiegelte ihr Fühlen und ihr Wohl- oder Unwohlsein. Ihre Sprache kam unmittelbar und unverstellt aus dem Herzen, direkter ging es kaum. Wenn sie lächelte, dann merkte ich, dass es ihr gut geht. Wenn sie nervös schaute und dazu vielleicht noch mit den Fingern an ihrem Pullover nestelte, war sie unruhig. Häufig war es ein Zeichen dafür, dass sie auf die Toilette musste. Wir achteten auf solche Zeichen, auf ihre Mimik, auf ihre Augen – darüber sprach sie.

Wenn sie weinte, war sie traurig, aber sie zeigte uns damit auch, dass sie sich besonders freute und gerührt war. Ich versuchte zu erkennen, welche Tränen vor Rührung kamen und welche vor Traurigkeit. Wenn Mama vor Freude weinte, lachten ihre Augen. Wenn sie traurig war, dann fehlte dieses Strahlen in den Augen und sie weinte tiefer und länger. Meine Mama war schon immer emotional und Tränen blieben ihr als Möglichkeit, sich zu äußern. Mamas Körpersprache zu verstehen, war häufig schwierig für mich. Und ich merkte: Es braucht Zeit, Ruhe und Offenheit, um diese Wörter der anderen Sprache, der Körpersprache, zu verstehen. Manchmal verstand ich sie nicht. Wenn sie nicht reagierte und starr nach vorne schaute. Ging es ihr dann gut? Das machte mich unsicher. Was meist funktionierte: auf Mama zuzugehen, sie anzulächeln und in den Arm zu nehmen, das war die schönste Sprache für sie und für mich.

Das Sprechen anregen – kinderleicht

Manchmal wusste ich nicht, was ich zu Mama sagen sollte, denn sie blieb immer häufiger die Antwort schuldig. Je länger meine Mama schon mit der Alzheimererkrankung lebte, umso schwerer fiel es mir, mit ihr zu kommunizieren. Ich weiß noch, wie wir vielleicht drei Jahre nach der Diagnose mal einen Mutter-Tochter-Abend verbrachten und ich sie in ein indisches Restaurant eingeladen habe. Ich hatte etwas Angst, dass wir uns nichts zu sagen haben, denn schon da war es nicht mehr so wie früher mit dem Miteinandersprechen. Mama war ruhiger geworden, manchmal hatte sie Probleme, das richtige Wort zu finden, und ich war so oft unsicher, über was ich reden konnte und durfte und wollte, dass ich irgendwie auch verstummte. Aber dieser Abend war einer der schönsten, die ich mit meiner Mama in ihrer Alzheimerzeit erlebt hatte. Vielleicht ein wenig wegen dem indischen Restaurant, vor allem aber, weil wir Zeit zu zweit verbrachten. Mein Papa und meine Mama waren eine Einheit geworden und Tochter-Mutter-Zeit war extrem selten. Wie sehr sie mir fehlte, merkte ich an dem Abend.

Ich hoffte, dass wir etwas tun könnten, um sie zum Sprechen anzuregen. Vielleicht könnte eine Sprachtherapie bei einer speziell ausgebildeten Logopädin die Wörter zurückbringen? Oder könnten wir das Sprechen mithilfe von gezielten Spielen oder Aktivitäten wie Bilderanschauen oder Singen anregen? Singen? Bei einem Termin mit Mamas Arzt fragte ich ihn genau das. Ich wollte wissen, ob wir etwas tun können, um das Sprechen wieder hervorzulocken. Aber der Arzt schüttelte den Kopf. Eine Demenz gehe mit Sprachverlust einher. Mit einer Logopädie könne man das Sprechen unterstützen, aber wir könnten den Prozess nicht aufhalten. Es komme dann darauf an, über Körpersprache zu kommunizieren – das hatten wir schon längst gemerkt und intuitiv getan.

Auch meine Töchter beschäftigte das. Ich erzählte von früher, als meine mittlere Tochter meinte: „Ich kann mir gar nicht vorstellen, dass die Oma mal anders war und gesprochen hat." Was für mich immer noch unverständlich und traurig war, war für meine Töchter aber einfach die Realität. Ich merkte, dass es ihnen viel leichter fiel, das zu akzeptieren – und Lösungen zu finden. Wir sprachen darüber, dass die Oma in manchen Situationen spricht –

und dass das für uns alle immer schöne Momente sind. Ich erzählte davon, wie die Oma neulich, als wir im Vorgarten standen, auf das lila Heidekraut gezeigt hatte und sagte: „Oh, die sind aber schön.“ Ein kleiner, kurzer Satz, mehr hatte sie an diesem Wochenende nicht gesagt, aber er war so schön. Oder vom Spaziergang am Dorfteich. Als die Enten angeschwommen kamen und ich sie Mama zeigte, da wurde sie irgendwie wach, deutete darauf und sagte: „Da.“

In der Natur wurde Mama aktiver und wacher, sie kam aus ihrer ‚Anderswelt‘ zu uns und war wirklich da. Das erzählte mir Papa auch oft. „Draußen sagt sie noch manchmal was“, sagte er. „Das ist schön.“ Ob er deswegen täglich mit ihr einen Spaziergang machte? Diese Routine hatte sich schon lange eingestellt. Die Spaziergänge waren mit der Zeit kürzer geworden, aber sie blieben ein fester Bestandteil des Tagesablaufs. Und immer dann, wenn ich bei meinen Eltern war, freute ich mich darauf. Besonders genoss ich es, wenn ich mit ihr alleine eine Runde um den Dorfteich spazierte.

Meine Töchter hatten auch einen Weg gefunden, meine Mama zum Sprechen anzuregen: mithilfe der Musik. „Als wir Musik angemacht haben, hat die Oma gelächelt“, erzählte mir meine mittlere Tochter fröhlich. Während ich mit meinem Papa in eine Diskussion verwickelt war, hatten sie mit meiner Schwägerin Musik angemacht und mit der Oma getanzt. Fröhlich und unbeschwert. Ich merkte, auch wenn die Wörter fehlen, können wir miteinander sprechen.

Infoteil: Die Biografie richtig nutzen

Wie eine Demenz verläuft, ist individuell, und was Menschen mit Demenz guttut, genauso. Das hängt zum Teil von den Veränderungen durch die Krankheit ab, aber auch von der Persönlichkeit und den Erfahrungen. Experten sprechen von Biografiearbeit oder Erinnerungspflege und beziehen dies unter anderem in Therapien ein. Als Angehöriger hat man einen großen Schatz an Wissen, den man gezielt einsetzen kann. Hilfreich ist es, wenn man wichtige Dinge notiert. Denn so können auch Personen, die den Menschen mit Demenz noch nicht so lange oder gut kennen, etwa die Enkel, Nachbarn oder Pflegekräfte, das Wissen nutzen. Worauf es dabei ankommt, ist individuell verschieden. Folgende Punkte spielen eine Rolle:

Von schönen Kindheitserinnerungen erzählen: Das Kurzzeitgedächtnis verschlechtert sich bei vielen relativ schnell, aber das Langzeitgedächtnis funktioniert lange noch sehr gut. Vor allem Erlebnisse aus der Kindheit und Jugend sind erstaunlich präsent. Deshalb sprechen Menschen mit Demenz sehr viel über diese Zeit. Unterstützen Sie das und binden Sie diese Themen in die Gespräche bewusst mit ein. Das stärkt das Selbstbild und Sie erfahren, was dieser Person wichtig war. Schauen Sie gemeinsam Bilder von früher an. Wenn die Worte immer weniger werden, können die Angehörigen davon erzählen. Schöne Erinnerungen können kleine Glücksmomente auslösen.

Sich an Musik erfreuen: Musik wirkt auf eine ganz andere Weise als Worte, denn sie berührt ganz stark unsere Gefühle. Lieder sind aber auch mit Erinnerungen verbunden. Musik mit biografischem Bezug kann Menschen mit Demenz bei Unruhe oder aggressiven Gefühlen helfen. Kennen Sie die Lieblingslieder? Den bevorzugten Musikstil Ihres Angehörigen? Falls ja, nutzen Sie dies und legen Sie eine Playlist oder mehrere Playlists an. Falls nicht, dann versuchen Sie es mit Musik aus der Kinder- und Jugendzeit Ihres Angehörigen und achten auf die Reaktionen. Viele Menschen werden dadurch aktiver und wacher. Sie können das verstärken, indem Sie dazu klatschen, tanzen oder schunkeln.

Hobbys nachgehen: Hobbys sind mehr als nur eine Beschäftigung. Sie zeigen sehr gut, was den Menschen ausmacht, was ihm wichtig ist und was ihm Freude bereitet. Das kann man auch mit der Demenz nutzen. Kennen Sie die Hobbys? Kann Ihr Angehöriger sie noch alleine ausführen? Falls nein, überlegen Sie sich, wie Sie ihn dabei unterstützen können. Ist eine Person besonders geeignet hierfür? Bleiben Sie in jedem Fall flexibel und passen Sie die Aktivitäten immer wieder an. So ist jetzt vielleicht nicht mehr das Stricken, sondern das Aufribbeln eines Pullovers oder das Fühlen von einem Wollknäuel das, was Freude bereitet. Wenn kein klassischer Paartanz mehr geht, dann macht das freie Tanzen und Bewegen zu Musik oft Freude. Wenn Ihr Angehöriger früher viel gereist ist, können Sie einen Hauch an Erinnerungen mit einer Fotoleinwand mit Bildern von diesen Reisen nach Hause holen. Oder mit fremden Gewürzen und Speisen.

Essen zum Wohlfühlen: Erinnerungen werden nicht nur über Bilder und Erzählungen freigesetzt, sondern auch über Gerüche und Geschmäcker. Das Essen spielt hier eine besondere Rolle, auch weil es von Kindheit an prägt. Die Vorlieben und Abneigungen können dabei sehr individuell sein – und es lohnt sich, diese im Alltag gezielt einzusetzen. Menschen mit Demenz essen zum Teil weniger, weil sie Hunger und Durst nicht mehr so gut wahrnehmen, haben aber gleichzeitig oft einen erhöhten Energieverbrauch. Hilfreicher als gezielte Spezialkost sind da oft vertraute Speisen. Was hat Ihr Angehöriger in der Kindheit gerne gegessen? Welche Gerichte mochte er gar nicht? Was gab es sonntags und an Festtagen? Welche Rituale rund ums Essen gab es? Ziel sollte es sein, durch das Essen schöne Gefühle und Erinnerungen zu wecken – und damit die Person zu stärken und sie möglicherweise zu motivieren, mehr zu essen.

Die Zeitgeschichte entdecken: Zusätzlich zu den persönlichen Erfahrungen und Erinnerungen lohnt es sich, die Zeitgeschichte einzubeziehen. Denn alle Menschen werden auch durch die Zeit beeinflusst, in der sie leben. Gerade die Prägungen der Kindheit und Jugend spielen eine Rolle. Schauen Sie Bildbände an, hören Sie Musik, schauen Sie Filme oder sprechen Sie von der damaligen Zeit. Oftmals kann dieses Eintauchen in die Geschichte dazu beitragen, den Menschen mit Demenz wacher zu machen und ein Gespräch in Gang zu bringen. Bedenken Sie aber, dass Sie dabei durchaus negative oder gar traumatische Gefühle beschwören können, die etwa mit Erlebnissen aus der Kriegs- oder Nachkriegszeit oder anderen Erfahrungen in Zusammenhang stehen, über die nur wenig gesprochen wurde. Falls das der Fall ist, sollten Sie sich Unterstützung und Rat von Experten holen. Den Arzt oder einen Psychologen um Rat fragen.

10 Viel Bewegung und große Unruhe

„Liebe Mama, wir machen uns solche Sorgen. Wo wolltest du denn hingehen? Und wo warst du überhaupt? Bist du unglücklich? Papa hat mir erzählt, dass er dich über eine Stunde gesucht hat. Ihr wart im Garten und Papa hatte gearbeitet. Er hatte hinten am Hang gearbeitet, du bist umhergewandert, wie du es immer machst. Dann hat er nach dir schauen wollen, doch du warst plötzlich weg. Er hat dich im Haus gesucht. Er ist eure kleine Straße abgelaufen, euren Spazierweg, war bei den Nachbarn. Als er mir zwei Tage später davon erzählt hat, war er immer noch aufgewühlt. Und seitdem ich es weiß, habe ich dieses schreckliche Szenario vor meinen Augen: Du verirrst dich, gehst bei Minusgraden über die Felder und durch den Wald, du begegnest niemandem, der dich heimbringen könnte oder zumindest ins Warme, damit du nicht erfrierst. Ich habe solche Angst, dass dir etwas passiert. Vielleicht ist das ein bisschen dramatisierend, aber es ist ja nur die Sorge einer Tochter um ihre Mama."

Vom Weglaufen, Hinlaufen und Verirren

Die meisten Tage verliefen ruhig, aber hin und wieder gab es Schreckmomente. Meine Mama ist eine Läuferin. Als Kind und Jugendliche, auch als Erwachsene war sie das. Meine Mama, die Läuferin, die Sportlerin, die Pokale und Medaillen mit nach Hause brachte. Aber mittlerweile war es weniger schön. Mama war gefühlt dauernd in Bewegung, von morgens bis kurz vorm Schlafengehen. Sie ging um den Tisch herum, einmal, zweimal, unendliche Male, dann im Flur auf und ab und auch im Garten immer wieder hin und her. Der Garten ist nach allen Seiten offen, da ist kein Zaun, keine Mauer, kein Nichts. Die vierte Seite wird durch einen kleinen Hang und Bäume und dichtes Gebüsch begrenzt, aber auch das hält einen nicht unbedingt vom Durchgehen ab. Früher war das Mamas und mein kürzester Weg zur Joggingrunde. Eigentlich war Mamas Verschwinden wenig verwunderlich. Erstaunlich war eher, dass es so spät passierte und nicht schon viel früher.

„Warum ist die Oma weggelaufen?", fragten die Kinder, nachdem ich ihnen schockiert von meinem Telefonat mit Papa erzählt hatte. „Sie wollte nicht weg", setzte ich als Erklärung an und stutzte. Vielleicht wollte sie ja doch weg. Vielleicht hat sie Papa gesucht, der ja sonst immer in ihrer Nähe ist und nun nicht in Blickweite war. Vielleicht wollte sie einen Spaziergang machen. Vielleicht dachte sie, dass sie noch etwas im Dorf besorgen muss. Alles mögliche und nachvollziehbare Gründe. Was der eigentliche Grund war, wussten wir nicht. Denn Mama konnte es nicht erklären. Sie fand keine Worte für das, was passiert war.

Orientierungsprobleme sind häufig erste Anzeichen, die bei einer Alzheimererkrankung auftreten. Auch bei meiner Mama war das so. Sie zeigte nicht nur in der zeitlichen Orientierung Lücken, sondern auch in der räumlichen. Sie fand sich in fremden Umgebungen schlecht zurecht und orientierte sich an meinem Papa. Aber das war immer so gewesen. Neu war, dass sie eigentlich nichts mehr alleine erledigen wollte. Meine Eltern waren eigentlich nur noch zu zweit unterwegs, auch für einfache Besorgungen. Mama waren ihre Unsicherheiten in der Orientierung durchaus bewusst. Dass Mama weggelaufen war, war neu und ging über Orientierungsprobleme hinaus.

War es überhaupt ein Weglaufen? Früher sprachen Mediziner und Pflegende von einer sogenannten Weglauftendenz. Mittlerweile weiß man mehr über die Demenz und spricht vom Hinlaufen und einer Hinlauftendenz. „Die Menschen gehen nicht grundlos weg. Die Hinlauftendenz kann ausgelöst werden, wenn sie in ihrer momentanen geistigen Welt den Ort, an dem sie sich befinden, nicht mehr erkennen. Sie wollen dahin, wo sie sich wohlfühlen, zu dem Ort, den sie kennen", erklärte mir Demenzberaterin Diana Stelzer, die ich um Rat fragte, nachdem Mama verschwunden war. Menschen mit Demenz seien häufig auf der Suche nach etwas oder möchten etwas erledigen. Viele Menschen mit Demenz stecken gefühlt in einer anderen Zeit, mit all ihrem Denken und Handeln. „Das hängt davon ab, in welcher geistigen Zeit sie sich gerade befinden. Aus meiner praktischen Erfahrung weiß ich, dass ältere Frauen häufig in ihrer Zeit als junge Frau oder junge Mutter stecken. Viele wollen ihre Kinder von der Schule abholen, für sie kochen oder einkaufen." Je nach Biografie können sich diese Aufgaben natürlich unterscheiden. Wichtig zu wissen: In ihrer Welt und ihren Gedanken macht das alles Sinn.

Wie konnte ich herausfinden, was der Grund für Mamas Hinlaufen gewesen war? Und könnte das dann verhindern, dass sie wieder alleine losgeht und sich verirrt?

Mamas kleiner ‚Alleinausflug' zeigte mir auch, wie hilflos Papa in manchen Momenten war. Als er mir davon erzählte, wie er panisch versucht hatte, Mama zu finden, überkam mich enormes Mitleid mit meinen beiden Eltern. Mit meiner Mama, die nicht wieder nach Hause fand, und mit meinem Papa, der sie nirgends entdecken konnte. Eine ganze Zeit lang später geriet ich in eine ähnliche Situation. Ich war mit Mama vom Arzt nach Hause gegangen. Ich schloss die Tür auf, ging zum Telefon, um einen von Mamas Terminen abzusagen, und dachte, Mama kommt mir in den Flur nachgelaufen. Doch sie kam nicht sofort, und als ich nach dem Telefonat in den Garten ging, um sie holen, war sie weg. Einfach weg. Ich ging um das Haus herum, stellte mich mitten auf die kleine Straße, um in beide Richtungen sehen zu können. Doch ich sah sie nicht. Sie war weg. Wo kann sie nur hin sein? Wie kann sie weg sein, innerhalb von ein paar Minuten? Ich spürte Angst und Panik. „MAMA, MAMA“, rief ich wie ein kleines Kind, das unbedingt zu seiner Mutter möchte, und rannte los, die Straßen entlang. Es war ein 15-minütiger Chaostrip – ich rannte die kleinen Straßen in der Umgebung meiner Eltern ab, klingelte verzweifelt bei der Nachbarin und bat sie zu schauen, falls Mama wieder zurückkehrte. Und dann fand ich Mama. Sie stand an der kleinen Kreuzung, kniff die Augen zusammen und war ganz in ihrer Welt. Ich umarmte sie vor Erleichterung und fing an zu weinen. All meine Angst- und Schuldgefühle wollten nach draußen. Denn was wäre passiert, wenn Mama einen Unfall gehabt hätte? Wenn ihr etwas passiert wäre? Vielleicht hätte Papa mir Vorwürfe gemacht. Viel schlimmer aber wären die Vorwürfe, die ich mir selber gemacht hätte ...

Zu dem Zeitpunkt ging Papa schon souveräner damit um, auch weil sie nicht mehr weit kam. Als ich ihm bestürzt von meinem Erlebnis erzählte, sagte er: „Meistens kommt sie nur bis zur Nachbarin.“ Meine Mama machte sich immer mal wieder zu kleinen Spaziergängen auf. Wohin sie wollte, konnte sie nicht mitteilen, weder mit Worten, noch mit Gesten.

Nachdem Mama zum ersten Mal weggelaufen war, war ich der festen Überzeugung, dass meine Eltern dringend einen Zaun bräuchten. Doch das war gar nicht so einfach bei so einem Grundstück wie dem meiner Eltern. Sie hatten es bewusst mit viel Offenheit angelegt. Was immer schön gewesen war, erwies sich jetzt möglicherweise als Problem. Doch noch bevor wir weiter überlegten, wie wir einen Zaun errichten konnten, nahmen wir Abstand von dieser Idee. „Zu kompliziert, zu aufwendig“, entschied mein Papa. Doch er hatte kaum mehr eine ruhige Minute, wenn er mit Mama alleine im Garten war und arbeiten wollte. Und auch uns ging es ähnlich. Wenn ich mit den Kindern draußen war und sie Ball spielten oder die Terrasse mit Kreide bemalten, nahm ich Mama immer mit. Sie blieb manchmal stehen, um zu schauen, was die Kinder machen, meist aber ging sie umher. Ich ließ sie gehen, denn das schien wichtig für sie zu sein. Aber ich achtete darauf, dass ich sie immer im Blick hatte. Und auch meine großen Töchter schauten auf die Oma und gaben sofort Bescheid, wenn die Oma die Terrasse verließ.

Immer in Bewegung

Meine Mama war auch drinnen im Haus immer in Bewegung. Ich merkte es schon fast gar nicht mehr, so sehr gehörte es zur neuen Normalität bei meinen Eltern, dass sie um den Esstisch herumging. Sie drehte eine Runde nach der anderen. Manchmal bog sie dann ab in den Flur und wanderte dort auf und ab. Irgendwann ging sie ins Wohnzimmer und dann wieder um den Esstisch, und noch mal und noch mal. „Warum geht die Oma immer um den Tisch herum?", fragten meine großen Töchter. Für mich gehörte es zum Leben mit Mama dazu, für meine Töchter, die nicht so oft bei der Oma waren, wirkte es immer noch merkwürdig. Denn sie erlebten es sonst nicht, dass Erwachsene ziellos durch die Wohnung oder das Haus gehen. Während meine Dreijährige gerne mal durch das Haus flitzt, einfach deshalb, weil sie am Rennen oder Hüpfen Spaß hat, sind die Größeren da erwachsener. Gegangen wird, wenn man ein Ziel hat, also wenn man irgendwohin gehen möchte oder etwas holen muss, aber nicht einfach so. Nicht zehnmal um den Tisch herum.

„Vielleicht ist der Oma langweilig?", meinte meine große Tochter. Ich stutzte. Komischerweise hatte ich noch nie darüber nachgedacht, dass meiner Mama langweilig sein könnte. Ich habe dieses Gehen immer als Unwohlsein verstanden. Ich weiß noch, dass ich anfangs häufig dachte, dass es ihr nicht gut geht oder ihr irgendetwas fehlt, wenn sie anfing zu gehen. Und wir haben sehr oft zu Mama gesagt: „Komm doch zu uns und setz dich." Wir haben es ihr gesagt, weil wir wollten, dass sie bei uns ist und sich bei uns wohlfühlt, auch wenn sie mit ihrem Kopf vielleicht ganz woanders war und in Gedanken in ihrer ‚Anderswelt'. Wir wollten sie gerne neben uns haben. Wir wollten sie dabeihaben, denn trotz Alzheimer gehörte und gehört sie doch immer noch zu uns.

Ich habe mich auch manchmal gefragt, ob ich oder wir irgendetwas Falsches gemacht oder gesagt haben. War dieses Gehen so etwas wie ein Abreagieren? Meine kleine Tochter möchte immer mal wieder mit ihrem Kopf durch die Wand. Das fordert mich sehr und um mich abzureagieren und nicht wütend zu werden, atme ich manchmal bewusst tief durch oder gehe kurz aus dem Raum, denn Erklären hilft dann oft nicht viel. War das Mamas Strategie? Schließlich kann sie sich auch nicht mehr so gut mitteilen, aber unschöne Gefühle und Gedanken gehen ja auch ihr durch den Kopf.

Aber nein, sie wirkte eigentlich nie so, als ob es ihr mit dem Umherwandern schlecht ginge. Meist hat sie einen ganz entspannten Gesichtsausdruck. Sie ging Runde für Runde für sich und wirkte dabei in Frieden mit sich und der Welt. Sie zeigte keine Anzeichen für Angst, Verunsicherung oder Schmerzen, schien weder gehetzt, gestresst noch desorientiert zu sein. Meine Mama ging einfach um den Tisch herum.

Aber das Gehen verursachte auch Unruhe und Nervosität – bei mir. Ich spürte immer wieder, wie unruhig mich Mamas Bewegungsdrang machte. Wenn ich am Wohnzimmertisch saß und etwas schreiben wollte, klappte das kaum. Ich konnte mich nicht konzentrieren und dachte immerzu: Fehlt ihr etwas? Braucht sie was? Auch abends ging Mama gerne. Wir schauten fern oder unterhielten uns – und Mama wanderte umher. Irgendwann sagte Papa meist: „Komm doch zu uns." Weil er Mama bei uns haben wollte – und auch deshalb, weil es unruhig macht, wenn jemand stetig hin- und hergeht. Gehen lassen oder nicht – wir diskutierten häufig darüber und kamen zu keinem Schluss.

„Manche Patienten haben einen hohen Bewegungsdrang und dieser sollte auch ausgelebt werden können, aber es geht ihnen deshalb nicht zwingend schlecht", erklärte mir Iris Gorke von der Alzheimer Gesellschaft München einmal im Angehörigenseminar.

Wir sollten beobachten, auf die Signale achten, auf Mamas Gestik und Mimik und darauf, wie es ihr geht, ob sie verängstigt oder verwirrt wirkt. Oder ob sie auf der Suche nach der Toilette ist. Der Orientierungssinn lässt bei Menschen mit Alzheimer nach und irgendwann finden sie alleine nicht mehr dorthin oder können die Signale des Körpers nicht deuten. Hilfreich ist, zu versuchen, das Bedürfnis dahinter zu erkennen. Wenn sie einen zufriedenen Eindruck dabei macht und nicht erschöpft oder ähnlich wirkt, lassen wir das Laufen am besten einfach zu und räumen lieber Stolperfallen beiseite. Hilfreich ist sicher auch ein Demenzhelfer, beispielsweise jemand, der die Mutter zum Spaziergang an der frischen Luft abholt.

Mama wirkte weder angestrengt noch suchend oder verängstigt beim Gehen. „Ja, vielleicht ist ihr manchmal langweilig", habe ich meiner Tochter gesagt. Meine Mama hat ihr Leben lang Sport gemacht. Sie ist eine Läuferin gewesen, Leichtathletik war ihr Leben. Vielleicht fehlte es ihr?

Ich sagte meiner Tochter auch: „Ich weiß nicht genau, warum die Oma so viel geht." War das eine befriedigende Antwort? Vermutlich nicht. Aber es war die einzig richtige. Ich erzählte ihr, dass manche Menschen mit Alzheimer sich immerzu bewegen wollen – und die Oma ja irgendwie auch. Aber was sie dabei denkt, ob sie etwas sucht oder wie es ihr dabei geht, das kann ich nicht sagen, denn die Oma ist in ihrer Welt. Und eigentlich spielte es für mich keine Rolle, warum sie ging, solange sie sich dabei wohlfühlte. Deswegen war ich immer sehr dafür, sie gehen zu lassen. Auch mit der Demenz haben Menschen ihre eigenen Bedürfnisse, und ich fand es wichtig, die zu sehen und anzunehmen.

Ich wünsche mir eine andere Oma

Der Bewegungsdrang meiner Mama wirkte dennoch sonderbar auf meine Kinder. Und auch sonst war es nicht immer einfach.

Eines Abends sagte meine Tochter zu mir: „Ich wünsche mir eine andere Oma." Ich war so schockiert und konnte erst einmal gar nichts äußern. ‚Wie kann sie so etwas sagen?', dachte ich. ‚Mein Mädchen, das sonst so sozial ist, das nie möchte, dass es irgendjemandem schlecht geht, und das weint, wenn andere weinen. Wie kann sie schlecht über meine Mama sprechen?' Ihr Satz hat mich traurig gemacht und verletzt. Ich wollte doch so gerne, dass meine Tochter meine Mama so liebt wie ich. Ich wollte, dass meine Kinder ihre Oma gerne haben – und nicht, dass sie sie wegwünschen.

Doch was wollte sie eigentlich damit sagen? War das, was sie gesagt hatte, auch genau das, was sie mir sagen wollte? Dass die Oma weg soll? Dieser eine kleine Satz meiner Tochter hat auch mich verletzt. Es fühlte sich so an, als ob sie meine Mutter ablehnte und mich ebenfalls. Meine Mama ist und bleibt meine Mama. Ich wollte nicht, dass jemand schlecht über sie spricht. Und ich? Was sollte ich darauf sagen? Es fühlte sich an, wie wenn man auf einem dünnen Baumstamm balanciert und mal auf die eine, mal auf die andere Seite schwankt. Solch ablehnende Aussagen zogen mich stark in eine Richtung. Wie konnte ich da das Gleichgewicht halten als Person, die in der Mitte steht? Musste ich das überhaupt: mich entweder für meine Kinder oder für meine Mama entscheiden?

Oder hatte meine Tochter nicht einfach sagen wollen, dass die Krankheit verschwinden soll? Meine Kinder gingen mit viel Offenheit und Selbstverständnis mit ihrer Oma um. Aber in manchen Situationen waren auch sie unsicher oder fühlten sich unbehaglich. Eigentlich konnte ich nachvollziehen, dass sie sich das, was sich für sie nicht gut anfühlte, wegwünschten. Für mich hatte meine Tochter damit nur ausgesprochen, was auch viele Erwachsene dachten. Denn auch die gingen auf Abstand. Nicht, weil sie meine Mama nicht mochten, sondern weil sie nicht mit der Erkrankung umgehen konnten. Weil die Demenz meiner Mama bei ihnen die Angst förderte, ebenfalls daran zu erkranken. Nicht, weil sie sich anstecken, aber weil eine Demenz potenziell jeden treffen kann. Dieses Unbehagen meiner Tochter – wie das von anderen – war also gar nicht gegen meine Mama gerichtet, sondern gegen die Krankheit.

Wie aber darauf reagieren? Denn ich wollte ja, dass meine Tochter nicht ablehnend auf die Oma reagiert. Auf keinen Fall wollte ich meinem Kind Vorwürfe machen und auch lange pädagogische Erklärungen erachtete ich als unangemessen. Ich sagte ihr, was ich dachte, und wir kamen in ein sehr ehrliches Gespräch. Ich erzählte ihr, dass ich mir auch sehr wünschen würde, dass die Oma diese Krankheit nicht mehr hat. Dass es mich traurig und manchmal auch wütend macht. Aber dass sie überhaupt nichts für diese Krankheit kann und ich ihr helfen wollte, so gut ich kann. Das ist es auch, was ich meinen Kindern vermitteln möchte: dass die Oma eine Krankheit hat und wir das nicht ändern, aber für sie da sein können.

Infoteil: Hinlaufen und Verirren – Tipps für Schutz und Sicherheit

Es ist manchmal ein schmaler Grat zwischen Sicherheit und Freiheit. Menschen mit Demenz möchten sich weiterhin alleine bewegen, haben aber eventuell schon Orientierungsprobleme. Im weiter fortgeschrittenen Stadium kann ihr Bewegungsdrang so zunehmen, dass sie von zu Hause weggehen und sich dann verlaufen. Was können Angehörige tun, um das zu vermeiden? Wenn es aus Sicht der behandelnden Ärzte im individuellen Fall angezeigt ist, die eigene Sicherheit über das Recht auf freie Bewegung zu stellen, bieten sich diese Mittel und Maßnahmen an:
Die Tür verstecken oder verändern: Manche Menschen mit Demenz haben Angst vor dunklen Flächen oder sind irritiert, wenn sie starke Muster sehen. Diese können Sie bei starkem Bewegungsdrang gezielt einsetzen, indem Sie einen entsprechenden Fußabtreter vor die Tür legen. Er wird dann als Hin-

dernis wahrgenommen und der demente Mensch traut sich nicht, darüber zu gehen. Es gibt ebenfalls spezielle Tapeten, die man auf eine Tür kleben kann, sodass sie nicht mehr als Tür erkennbar ist. Alternativ kann man eine Gardine oder einen Vorhang davor hängen. Eine einfache Möglichkeit ist es auch, den Türgriff anders anzubringen, also mit der Klinke nicht zur Seite, so wie man es gewohnt ist, sondern nach oben. Dies lässt sich bei den meisten Türen einfach erledigen, indem man die Klinke abschraubt und in der neuen Position anbringt.

Sicherungssystem für die Tür: Das Ziel dieser Systeme: Verlässt der Mensch mit Demenz die Wohnung oder seinen Bereich, so ertönt ein Signal. Eine einfache Lösung ist es, ein Glöckchen an der Tür oder einen Türsensor im Bereich davor anzubringen, sodass beim Durchgehen ein Laut ertönt. Es gibt auch sogenannte Sensortrittmatten. Diese Matten werden etwa unter den Fußabtreter gelegt. Sind sie mit einem Alarmsender verbunden, ertönt jedes Mal, wenn Druck auf die Matte ausgeübt wird, also wenn jemand darauf steht oder darauf tritt, ein Signal.

Informationshelfer: Zettel, Kärtchen, Armbänder mit den Kontaktdaten sind einfache Maßnahmen, damit andere Menschen helfen oder Hilfe holen können. Eine einfache Möglichkeit ist es, Zettel in die Jacken- oder Hosentasche zu stecken. Gut geeignet sind etwa auch die Verständniskärtchen der Deutschen Alzheimer Gesellschaft. Sie haben den Vorteil, dass der Helfer weiß, dass es sich um einen Menschen mit Demenz handelt. Auf die Kärtchen schreiben Sie am besten einen Namen und eine Telefonnummer von der Person, die sich um den Menschen mit Demenz kümmern kann. Die Adresse sollten Sie nicht darauf hinterlegen, da es leider auch Menschen gibt, die derartige Informationen ausnutzen. Besser als Zettel sind Armbänder oder Anhänger, die nicht so leicht aus der Tasche rutschen oder versehentlich weggeworfen werden. Es gibt spezielle SOS-Armbänder für Senioren.

Ortungssysteme: Solche Systeme können Auskunft darüber geben, wenn ein Mensch mit Demenz seinen geschützten Bereich verlässt, und Informationen dazu liefern, wo er sich aufhält. Dazu trägt er ein Sendergerät bei sich (entweder eine Armbanduhr, ein Armband, ein Anhänger oder ein Handgerät, welches am Gürtel befestigt werden kann oder in der Jackentasche steckt). Verlässt er einen bestimmten Bereich – diesen kann man individuell festlegen –, so erhält die Betreuungsperson eine Information darüber sowie den Aufenthaltsort. Diese Information landet – je nach System – auf dem Computer, dem Smartphone, einem speziellen Empfangsgerät oder bei einer Notrufzentrale. Praktisch ist es, wenn diese Informationen an ein mobiles Gerät gehen, da Sie dieses zur Suche mitnehmen und so den Standort regelmäßig überprüfen können. Am Gerät lässt sich mit einem Tracking auch die Laufroute verfolgen. Zeichnet sich ab, dass Ihr vermisster Angehöriger nur seine übliche Runde dreht, kann das sehr beruhigend sein.
Notrufsysteme: Diese Systeme sind dazu gedacht, dass der Benutzer selber einen Notruf absetzt. Das kann mittels einer Notruf-Uhr, einem Notruf-Handy oder einem kleinen Sendegerät passieren. Dieser Alarm geht in einer Notrufzentrale ein und ein Mitarbeiter nimmt Kontakt zu der Person auf und informiert gegebenenfalls Verwandte, den Rettungsdienst oder Arzt. Hat das Notrufsystem eine Ortungsfunktion und ist diese aktiviert, kann die Zentrale den Aufenthaltsort bestimmen und weitergeben. Bei all diesen Systemen ist es wichtig, dass der Betroffene sie selber benutzen kann. Ideal wäre es, wenn der Mensch mit Demenz frühzeitig nach der Diagnose damit beginnt, um sich daran zu gewöhnen. Uhr, Handy oder Sensor? Bedenken Sie bei der Auswahl auch die Gewohnheiten Ihres Angehörigen.

11 So fern und so einsam

„Liebe Mama, wie kann ich dir aus der Ferne helfen? Ich bin in Gedanken so nah, aber im Alltag fern. Ich möchte gerne für dich da sein. Immer oder zumindest viel häufiger, als ich das momentan tue. Ich möchte dir helfen, morgens beim Duschen, beim Anziehen, beim Frühstücken, und mit dir Spaziergänge machen oder einfach neben dir auf dem Sofa sitzen und Musik hören. Aber da sind auch meine Kinder. Sie sind mit ihrem Alltag fest eingerichtet, mit allem Drum und Dran. Und ja, da ist auch meine Arbeit, die ich gern mache. ‚Sie dürfen Ihr Leben nicht einfach aufgeben', hat mir am Anfang deiner Erkrankung mal ein anderer Betroffener gesagt. Viele haben mich bestärkt, mein Leben weiter zu leben. Ich wollte es so. Ich habe deine Erkrankung vielleicht sogar als eine Art Herausforderung angenommen. Ich dachte, ich schaffe das. Ich werde einen guten Kompromiss finden. Ich suche ihn noch immer. Denn ich bin nicht zufrieden. Vielleicht habe ich mich auch einfach nicht getraut, noch mehr Veränderungen einzugehen, die dir helfen könnten. Da ist Papa, der gestresst ist. Mir ist nicht klar, wie man ihm helfen kann, solange er die Hilfe nicht zulässt. Er schafft es ja nicht mal, den Papierkram, den er ja eigentlich so hasst, abzugeben. Nicht mal das Putzen und Bügeln, obwohl es ihn nervt. Es ist so anstrengend, nicht helfen zu können.

Mein schlechtes Gewissen ist immer da, egal ob ich bei dir bin oder bei den Kindern. Soll ich zu dir ziehen? Wäre das nicht besser? Dann könnte ich dich öfter sehen und euch mehr helfen. Aber ich habe auch Angst vor dieser großen Veränderung, die es für mich bedeuten würde. Ich bin unsicher, ob ich euch die Unterstützung geben kann, die ihr braucht. Es werden immer mehr Kleinigkeiten, bei denen du Hilfe benötigst. Das kann ich doch gar nicht leisten mit meinen Kindern ... Denn eigentlich bin ich selber oft am Rande meiner Kräfte. Es gibt so viele Dinge, die mich deprimieren. Ist das nur der Schlafmangel durch mein Baby kombiniert mit der Trauer um deine Krankheit? Ich fühle mich so oft einsam und allein. Da sind so viele Erwartungen und ich habe das Gefühl, dass ich versage. Kannst du nicht einfach wieder gesund werden und alles wird gut?"

Wenn kleine Dinge zu großen Problemen werden

Alzheimer – das war für mich immer die Krankheit, bei der Menschen Ereignisse, Erlebnisse und Personen vergessen. Dass sie auch alltägliche, kleine Handlungen vergessen, dass sie nicht mehr die Zähne putzen, Treppen gehen oder sich anziehen können, das war mir zuvor nicht bewusst gewesen. Und jetzt erlebte ich, wie immer mehr dieser kleinen Alltäglichkeiten zu einer großen Herausforderung für meine Mama wurden.

Lange hatte sie vieles noch selber gemacht. Sie hatte alleine ihre Zähne geputzt, zwar mit Papas Unterstützung, aber sie hatte es geschafft, mit ihrer Zahnbürste ein wenig über ihre Zähne zu schrubben. Ich hatte mir nie darüber Gedanken gemacht, bis Papa eines Tages am Telefon sagte: „Das Zähneputzen ist ein Problem." Dann atmete er tief und lange aus. Wenn Papa von etwas als Problem sprach und danach einen Seufzer machte, dann musste es sich um ein großes Problem handeln. Denn er gehört nicht zu den

Menschen, die jammern oder meckern. „Ich will dich nicht noch mehr belasten, als du es sowieso schon bist", erklärte er mir, als ich frage, warum er das nicht schon eher erzählt hatte. Aber immerhin, jetzt suchte er ja nach Rat – und das war auch gut.

„Was ist denn das Problem?", fragte ich. „Sie macht den Mund nicht auf. Gestern Abend wieder. Keine Chance", sagte er frustriert. „Vielleicht war sie nicht gut drauf? Oder ihr tat etwas weh?", überlegte ich laut. Seitdem Mama nicht mehr spricht, ist es schwierig für uns zu erkennen, ob ihr etwas wehtut oder was ihr fehlt. Papa hat dafür aber eigentlich einen guten Blick und erkennt, wie es Mama geht. Aber warum das Zähneputzen nicht mehr klappte, war ihm ein Rätsel. Ich recherchierte und suchte nach Informationen. Die Deutsche Alzheimer Gesellschaft listet eine Reihe von Symptomen auf, die auf Zahnschmerzen deuten können, etwa wenn die Menschen nichts mehr essen möchten, das Zahnfleisch blutet oder sie starken Mundgeruch haben. Aber nichts davon traf auf Mama zu. Zum Glück hatten meine Eltern ein paar Tage später einen Zahnarzttermin. „Alles in Ordnung", erzählte Papa später und berichtete, dass Mama ohne Probleme den Mund aufgemacht hatte und die Assistentin eine Zahnreinigung machen konnte. Beim abendlichen Zähneputzen aber ging wieder nichts. Papa versuchte es mit einer anderen Bürste, einer Einmalbürste mit einem schmalen Griff, doch da biss sie zu und den Bürstenkopf ab. Ich konnte mir seinen Schreck vorstellen.

Ein paar Wochen vorher hatte er einen ähnlichen Schockmoment im Badezimmer gehabt. Meine Mama hatte immer gerne gebadet und auch jetzt erledigte Papa das Waschen häufig in der Badewanne. Mit dem Duschkopf in der Wanne konnte er besser Mamas Haare waschen und sie abduschen, als wenn sie sich zu zweit in der engen Duschkabine behalfen. Es dauerte meist auch ein wenig, bis Mama in der Wanne saß, doch dann genoss sie es.

Doch an diesem Tag bekam er sie fast nicht aus der Wanne. Mama saß und konnte nicht aufstehen. Papa sagte ihr, sie solle aufstehen, und versuchte es ihr vorzumachen, aber sie verstand es nicht. Er probierte es wieder und wieder. Meine Mama saß derweil in der leeren Wanne, weil das Wasser längst abgelaufen war. Und Papa wusste sich keinen anderen Rat, als zur Nachbarin zu gehen und sie um Hilfe zu bitten, um meine Mama hochzubekommen. Als er mir das später erzählte, wirkte die Szene fast ein wenig komisch. Tragikomisch, und ich wusste nicht, ob ich darüber weinen oder lachen sollte. In jedem Fall zeigte sie, dass es so nicht weitergehen konnte. Bislang hatte ich anderen gegenüber immer davon gesprochen, dass mein Papa sich um meine Mama kümmert und dass alles gut klappt. Dass das längst Pflege war, was er jeden Tag in Vollzeit und darüber hinaus leistete, wurde mir erst jetzt bewusst.

Mein dauernd schlechtes Gewissen

Im Großen und Ganzen ging es meinen Eltern zu zweit lange gut mit der Alzheimererkrankung, doch die Belastung für meinen Papa nahm stetig zu. All die kleinen Tätigkeiten wurden immer mehr zu einem Riesenthema – und ich wollte gerne helfen. Aber wie soll man aus der Ferne beim täglichen Zähneputzen helfen? Ich lebte 400 Kilometer entfernt von meinen Eltern und war mit meinem Alltag und meinem Kümmern um meine drei Kinder so beschäftigt, dass ich oft selber nicht hinterherkam. Ich fühlte mich verantwortlich, dass es meinen Kindern gut ging. Und ich fühlte mich aber auch verantwortlich, dass es meiner Mama gut ging. Ich wollte eine gute Tochter sein, ich wollte ihr gerne das zurückgeben, was sie mir gegeben hatte. Sie hatte sich fürsorglich um mich als Kind gekümmert, ich konnte jetzt nur einen Bruchteil davon zurückgeben. So fühlte es sich für mich an und das nagte an meinem Gewissen.

Ich war froh, dass mein Bruder und seine Frau häufiger zu meinen Eltern fuhren und sie unterstützten bei all den Dingen, die im

Haus und Garten anfielen. Ich fühlte mich, als würde ich meine Aufgabe als Tochter nicht erfüllen. „Du musst dich mehr kümmern“, diesen Spruch habe ich nur zweimal gehört, aber er hat mich jedes Mal tief getroffen. Denn er verstärkte genau die Vorwürfe, die ich mir immer wieder machte. Es machte mir ein dauernd schlechtes Gewissen, weil ich nicht vor Ort bei meinen Eltern war, sondern bei meinen Kindern und in meinem Alltag. War ich in München, so dachte ich doch auch immer an meine Eltern. Das Frustrierendste für mich war, dass ich keinen Ausweg aus dieser Situation fand. Ich war unzufrieden, weil alles so weiterging wie immer und ich nichts änderte.

Ich versuchte mein Gewissen zu beruhigen, indem ich öfter zu meinen Eltern fuhr – und dann wollte ich möglichst viel tun in diesen Tagen bei ihnen. Ich wollte in den paar Tagen ganz viel helfen. Ich wusch meiner Mama die Haare, schnitt ihre Nägel und half ihr beim Baden. Ich sortierte ihre Kleidung, wusch die Kleidung, die schon längst in die Waschmaschine gehört hatte, wechselte Handtücher ... Wenn ich das Bad putzte, putzte ich nicht nur, sondern beruhigte auch mein Gewissen.

Woher kam das eigentlich? Warum erwartete ich Dinge von mir, die unrealistisch waren und die auch kein anderer von mir erwartete? In meinem Freundes- und Bekanntenkreis erhielt ich Zuspruch und Unterstützung, ich selber war diejenige, die von mir erwartete, wie auf magische Art und Weise für alle gleich gut da sein zu können. Ich war mit mir so unzufrieden, weil ich meinen Ansprüchen von mir als Tochter nicht genügte.

Dieses schlechte Gewissen fußte auf meinen Ansprüchen von mir als ‚gute Tochter‘. Und sie waren ähnlich hoch gesteckt wie bei den Vorstellungen von mir als ‚gute Mutter‘. In meinem Leben war es immer danach gegangen, die Dinge richtig zu machen. Ich habe eine sehr klare Vorstellung davon, was richtig und falsch ist. Als Schülerin war es mir noch gelungen, ‚alles richtig‘ zu machen. Jetzt führte ich so viele Rollen aus, die so unterschiedliche Aufgaben mit sich brachten, dass es schier unmöglich war, ‚alles richtig‘ zu machen.

Vielleicht war das jetzt der Moment, der mir half, etwas für mein Leben zu lernen. In Krisen liegt ja auch eine Chance, heißt es. Die Alzheimererkrankung meiner Mama war für mich bislang ein böses Übel geworden, eine Art Monster, das ich am liebsten verbannt hätte, und etwas, das ich versuchte zu organisieren. Aber eine Chance hatte ich darin kaum gesehen. Nun kam ich zu einem Punkt, wo es nicht mehr ging, wo ich merkte, dass mein Körper nicht mehr konnte. In meinem Versuch, all meinen Vorstellungen von mir gerecht zu werden und all meine Aufgaben mit Perfektion zu erledigen, ging ich geradewegs unter im Nebel. Ich fühlte mich wie eine Versagerin.

Und so führte mich die Krankheit meiner Mama dazu, mein eigenes Leben zu überdenken und in die Hand zu nehmen: Wie lebe ich eigentlich? Warum habe ich so hohe Erwartungen an mich? Was macht mich glücklich? Wie möchte ich leben? Ich sah eine Welle an Fragen auf mich zurollen und war überwältigt. Mir half es, mit anderen zu sprechen, auch die Hilfe von Experten in Anspruch zu nehmen. Und mir half es, zu schreiben und mich von außen zu betrachten. Ich habe auch gemerkt, dass ich ganz viel von meinen Eltern übernommen habe. Der Gedanke, dass man alles alleine schaffen muss. Die Erwartung, die Beste in allem zu sein. Die Gewohnheit, es allen recht machen zu wollen. Meine Mama war nicht nur eine beliebte Lehrerin bei den Schülern, sie war auch hilfsbereit gegenüber Kollegen. Sie übernahm oft freiwillig Aufgaben und half aus, wenn jemand ausfiel. In all meiner Reflexionsarbeit merkte ich, wie ähnlich ich ihr in vielen Dingen bin. Auch ich versuche, es allen recht zu machen, und biete meine Hilfe an. Wie gerne hätte ich mit ihr jetzt darüber gesprochen. Aber eines verstand ich nun doch: Ich konnte nicht ‚alles richtig machen', ganz einfach deshalb, weil es schlichtweg nicht möglich war. Denn ganz realistisch gesehen: Selbst wenn ich zu meinen Eltern ziehen würde, könnte ich keine Rundumbetreuung leisten, denn meine drei Kinder brauchen mich. Es war absurd, von sich zu erwarten, alle Ansprüche perfekt erfüllen zu können.

Darf ich traurig sein?

Meine Mama hatte in der vergangenen Zeit ziemlich viel zugenommen. Sie hatte einen guten Appetit und Papa kochte gerne und viel. Ich sah es ein wenig als Befreiung für sie. Früher hat sie genau auf ihr Gewicht und ihren Körper geschaut und sich oftmals beim Essen zurückgenommen. Das war schon länger nicht mehr der Fall und Mama aß mit großem Genuss. Sie brauchte neue Kleidung. Gemeinsam sortierten wir die alten Kleider und Blusen aus. Was damit tun? Früher hatte ich manchmal Kleidung von Mama getragen und auch jetzt waren etliche Stücke darunter, die ich gerne haben wollte. Ich nahm sie mit zu mir – und dort lagen sie. Ich hatte diese Kleidung unbedingt haben wollen, weil ich dachte, dass so immer ein Stück Mama bei mir sein könnte, wenn ich ihre Bluse trug. Beim Joggen zog ich häufiger das Shirt an, das sie damals bei unserem gemeinsamen Halbmarathon bekommen hatte. Und das freute mich tatsächlich sehr, weil ich jedes Mal, wenn ich es trug und laufen ging, dachte: ‚Jetzt läuft Mama mit mir.' Aber mit Mamas Blusen funktionierte das nicht. Eines Morgens hatte ich eine Sommerbluse mit Blümchen angezogen, betrachtete mich im Spiegel und hätte am liebsten angefangen zu weinen. Das da war die Kleidung meiner Mama, die sollte bei ihr sein und nicht bei mir. Ich zog mich schnell um. Jedes Mal, wenn ich sie aus dem Schrank zog und überlegte, sie anzuziehen, überfiel mich eine Traurigkeit.

Mein turbulenter Alltag mit meinen Kindern lenkte mich sehr gut von meinem Trübsinn und meinen Gefühlen ab – und wenn ich ehrlich bin, dann war ich oft auch froh darüber. Und wenn ich bei meinen Eltern war, dann kümmerte ich mich ganz pragmatisch um die Dinge, die erledigt werden mussten. Meinen Gefühlen wollte ich keinen Raum geben. Ich wollte nicht weinen und traurig sein, auch um meiner Mama das Leben nicht noch schwerer zu machen. Meine innere Stimme verbot mir diese traurigen

Gefühle. ‚Stell dich nicht so an, du musst stark bleiben für deine Mama, du hast kein Recht zu heulen', sagte sie mir. Außerdem wusste ich um die Wirkung der Körpersprache. Wenn wir weinen, würde auch Mama traurig werden und weinen.

Und doch kamen diese Gefühle immer wieder hoch, manchmal ganz unvorhergesehen. Das waren kleine Situationen, die mich aber doch überforderten oder enttäuschten. Ich hatte meiner Mama zu Weihnachten ein Geschenk mitgebracht. Ich wollte es gerne mit ihr aufmachen, weil ich wusste, dass sie es alleine nicht mehr könnte. Als ich mich neben sie setzte und es ihr zeigte und mit ihr sprach, fühlte sich das so an, als sei ich Luft. Mama hat überhaupt nicht reagiert. „Mama, schau mal", habe ich gesagt und ihren Arm berührt. Keine Reaktion. Das traf mich in diesem Moment sehr, denn sie nahm mich einfach gar nicht mehr wahr. Sie war mal wieder in ihrer Welt, in die sie immer häufiger ging – und verabschiedete sich nicht mal.

Jedes Mal, wenn ich von meinen Eltern wegfuhr, wurde ich traurig. Aber ich versuchte Mama und Papa anzulächeln, für meine Kinder zu lächeln und irgendwie auch für mich. Aber wie das mit Gefühlen nun mal ist: Man kann versuchen sie wegzuschieben und wird damit vielleicht eine Zeit lang erfolgreich sein, aber loswerden kann man sie dadurch nicht.

„Wenn man die Gefühle verdrängt und versucht, so weiterzumachen, als ob alles normal wäre, ist das ein Trugschluss. Das Verdrängen verhindert einen konstruktiven Umgang damit", erklärte mir Anja Kälin, systemische Beraterin und Familiencoach bei Desideria Care, einem Verein, der Angehörige von Menschen mit Demenz berät und begleitet. Anja Kälin sagte, sie sehe viele Tränen in ihren Beratungen. Sie hilft den Familien, deren Auslöser zu erkennen. „Gefühle geben wertvolle Hinweise. Das Weinen ist ein Hinweis auf ein Bedürfnis", fügte sie hinzu. „Oftmals ist es schwierig, das aufzudröseln: Was hat dieses Gefühl ausgelöst? Wen betrauere ich? Meine Mama oder vielleicht auch mich? Was fehlt mir? Da noch einmal drüber nachzudenken: Was wollen mir diese Tränen erzählen?"

Was wollten mir meine Tränen erzählen? Ich vermisste meine Mama. Das antwortete ich, wenn mich jemand fragte. Wie kann man jemanden vermissen, der doch noch da ist? Ich fühlte mich oft unverstanden und verstand es ja selber nicht. Aber ich erlebte immer wieder Situationen, die mit einem Abschied einhergingen. Es sind viele kleine Dinge, von denen man sich verabschieden muss – und das Schwierigste daran ist vielleicht, dass man sich gar nicht richtig davon verabschieden kann. Ich nahm auch Abschied von der Beziehung, die ich zu Mama mal hatte. Nicht zu vergessen, auf gar keinen Fall zu vergessen, aber auch nicht daran zu klammern und zu hoffen und wünschen, dass es wieder gut wird – so nahm ich es mir vor. Wenn mein Papa in einem melancholischen Moment erzählte, was Mama alles nicht mehr kann und wie traurig das sei, stöhnte ich oft innerlich. Ich hatte immer meinen Papa belächelt, der sich mit dem Loslassen schwertat, aber im Grunde genommen fiel es mir genauso schwer.

Wenn ich weinte, weinte ich auch um mich. Denn natürlich betrauerte ich ebenfalls etliche Dinge, die ich als Tochter nun so nicht mehr hatte. Ich nahm Abschied von der Mama, die ich all die Jahre gekannt hatte. Meine Mama war noch da, aber sie war nicht die Mama, die mir helfen konnte, und sie war auch nicht die Oma, die mich bei der Erziehung meiner Kinder unterstützen und für sie da sein würde. Meine Hoffnungen und Wünsche zu begraben, ermöglichte aber, dass ich sie weiterhin sehen konnte. Als die Mama, die sie weiterhin war, mit ihren Bedürfnissen.

Was kann einem aus der Traurigkeit helfen? Mir half es, traurig zu sein. Meinen Gefühlen einen Raum zu geben und auch zu weinen. Darüber zu sprechen und zu schreiben fühlte sich jedes Mal merkwürdig an, weil ich so viel von meinem Inneren preisgab – und doch tat es gut, weil dieses Gefühl, dass ich damit alleine bin, mit jedem Mal ein wenig mehr verschwand.

Ich fing an, über meine Situation als Tochter einer alzheimerkranken Mutter zu sprechen, zum Beispiel in einer Angehörigengruppe. Ich kann mich gut erinnern, mit welcher Nervosität ich zu dem ersten Treffen ging und wie groß meine Sorge war, dass ich vor den anderen anfangen würde zu weinen. Und ja, da kam ganz viel Traurigkeit hoch, aber ich schöpfte auch Mut und Kraft, denn ich merkte, dass es vielen Angehörigen so geht wie mir und ich mit meinen Gefühlen nicht alleine bin.

Ein Helfernetzwerk aufbauen

All meine Unzufriedenheit fußte darauf, dass ich mich verantwortlich fühlte, meine Mama zu betreuen und pflegen. Aber war das überhaupt meine Aufgabe? Während mein Herz eifrig nickte, konnte mein Kopf das durchaus mit mehr Verstand betrachten. Diese Unzufriedenheit machte mich unglücklich und irgendwie wurde es Zeit, das zu ändern. Aber wie? Zu meinen Eltern zu ziehen war für mich noch immer keine Option. Beruf, Schule, Kindergarten, soziales Umfeld, Freundschaften – all das wollte ich nicht loslassen.

Mein Papa sprach immer mal wieder davon, dass es anstrengender wird. Er meinte die langen Tage im Winter, er meinte die immer häufiger werdenden Probleme beim Toilettengang, er meinte vor allem auch die Einsamkeit, die bei meinen Eltern so langsam eingezogen war. „Ich würde euch ja gerne mehr helfen", sagte ich. Und mein Papa entgegnete in der Regel etwas wie: „Wir wollen dich nicht belasten." Denn, das merkte ich in den Gesprächen, auch mein Papa hatte manchmal ein schlechtes Gewissen, und zwar, dass er mir mit meinen Kindern nicht helfen konnte. Das waren traurige Gespräche, aber ich bin auch sehr froh, dass wir sie führten und dass sie mir ein wenig von der Last auf meinem Herzen nahmen.

Dieser offene Austausch half, weiter praktisch zu denken. Auch ich wäre nicht die Lösung all ihrer Probleme, das verstand ich. Aber vielleicht müsste ich es auch gar nicht sein, denn andere könnten uns da unterstützen. Das wollten mein Bruder und ich aktiv angehen. Doch wer würde helfen können? Welche Unterstützung bräuchte Mama? Und welche Entlastung Papa?

Meiner Mama ging es eigentlich gut. Sie war oft in ihrer ‚Anderswelt'. Ich hatte bei meinen Besuchen das Gefühl, dass es ihr gut geht und dass sie in sich zufrieden ist. Es war eigentlich mein Papa, um den ich mir Sorgen machte und der Unterstützung brauchte. Aber welche?

Jeder Pflegebedürftige hat Anspruch auf Pflegeberatung und viel zu lange hatten wir das gar nicht genutzt. Die erste Pflegeberatung nahm Papa in Anspruch, als Mama begann, in die Tagespflege zu gehen. Mein Bruder und ich waren uns einig, dass wir mehr Unterstützung wollten für meine Eltern, und organisierten einen Termin mit der Pflegeberatung. Ein netter Herr kam und erklärte ausführlich, welche Hilfs- und Entlastungsangebote es gibt und wie wir diese beantragen müssten. Ich merkte, dass es eine ganze Menge Leistungen gibt, die wir noch in Anspruch nehmen könnten. Er informierte uns sehr gut, und doch war ich nach dem Termin enttäuscht. Ob die Inkontinenzvorlagen oder der Toilettensitz nun von der Kasse übernommen wurden oder meine Eltern sie privat bezahlten, an der Gesamtsituation würde es wenig ändern. Meinen Papa stresste es zunehmend, den Papierkram mit Abrechnungen zu erledigen. Er fühlte sich manchmal überfordert von all den Aufgaben im Haushalt und im Garten. Aber immer wenn wir anboten, ihm etwas davon abzunehmen oder Unterstützung zu suchen, lehnte er ab.

Ich sprach mit einer pflegeerfahrenen Tochter, der Autorin Doris Reckewell, und beklagte mich über meine Situation und darüber, dass ich mich so hilflos fühlte, weil ich helfen wollte, aber irgendwie nicht konnte. Sie sagte einen entscheidenden Satz zu mir: „Geben Sie ihm Zeit und kümmern Sie sich im Hintergrund. Seien Sie vorbereitet für den Tag, wenn er diese Hilfe annehmen möchte."

Gespräche wie diese mit anderen pflegenden Angehörigen entlasteten mich und zeigten aber auch, worauf es ankommt: ein

Netzwerk an Helfern. Wie dies aussieht, unterscheidet sich von Familie zu Familie. Mir wurde auch klar, dass ich mir nicht die Verantwortung aufbürden musste für eine Aufgabe, die nicht allein meine war. Natürlich war es schwer, meinem Papa zuzusehen, aber meine Aufgabe als Tochter war es gewiss nicht, ihm in etwas reinzureden oder ihn zu etwas zu überreden, sondern für ihn da zu sein, wenn er und Mama es brauchten. Ich hatte mir viel Stress und Druck gemacht und merkte in den Gesprächen mit anderen, dass ich Papa nicht bekehren konnte. Ich merkte aber auch, wie gut der Austausch war. In vielen Städten gibt es regionale Alzheimer Gesellschaften mit ihren Angehörigengruppen und Beratungsangeboten. In München, wo ich lebte, war es relativ leicht, sich gut zu informieren. Bei meinen Eltern war dies schon schwieriger, denn in der Stadt und Umgebung gab es das leider nicht. Durch Zufall erfuhren wir von einem Angehörigenprojekt in Halle. Das war eigentlich zu weit weg für meine Eltern, aber vielleicht wussten die etwas? Also recherchierte ich und nahm Kontakt auf und kurze Zeit später hatten wir Besuch von einer sehr netten Projektmitarbeiterin. „Was soll die denn?“, fragte Papa davor skeptisch. Und ich wusste es auch nicht genau. Aber während des Gesprächs wusste ich, was ich eigentlich wollte, und zwar, dass es da jemanden gibt, der meinen Papa emotional stützt.

Für meinen Papa standen meine Mama und das Kümmern so sehr im Fokus, dass er gar nicht merkte, wie viel Kraft ihn das tatsächlich kostete. Mein Argument war: „Du musst auch an dich denken.“ Aber mein Papa winkte ab. Was half, war ein Perspektivenwechsel: Ich sagte ihm, dass er an sich denken müsse, um für Mama da sein zu können. Denn wie Mamas Arzt es auch gesagt hatte: Pflege bei Demenz ist kein Sprint, sondern ein Marathon. Und wie bei einem Marathon galt es, seine Kräfte gut einzuteilen.

Eine Alzheimererkrankung ist irgendwann eine 24-Stunden-Betreuung, das hatte Mamas Arzt in den Gesprächen ganz offen gesagt, als wir ihn nach der Prognose fragten. Er hatte davon gesprochen, dass sie alles verlernen wird und irgendwann wohl in einem Bett liegt und Rundumpflege braucht. Traurige, harte Worte, die wir alle nicht hören wollten. Aber auch wichtige Worte, denn sie führten ebenfalls dazu, an die Zukunft zu denken. Dass die Krankheit fortschreitet, das würde ich nicht ändern können, aber vielleicht wäre es mir möglich, einen Beitrag dazu zu leisten, dass Mama sich wohlfühlen könnte, dass sie keine Schmerzen und viele Glücksmomente hätte.

Eine große Änderung gingen wir nicht an – sie war irgendwie auch nicht notwendig. Der Alltag funktionierte ja noch. Es wurde allerdings Zeit, sich intensiver mit Hilfsangeboten zu beschäftigen und auch professionelle Angebote einzubeziehen. Auch wenn mein Papa sie noch nicht nutzen wollte, so war es doch gut und wichtig zu wissen, welche Möglichkeiten es gab. Und es war gut, dass wir untereinander darüber sprachen. Dass mein Bruder und ich uns austauschten, denn wir waren diejenigen, die im Zweifel entscheiden sollten. Ich hatte schon zu viele Geschichten gehört und gelesen von Geschwisterstreitereien, weil es unterschiedliche Meinungen über die Pflege gibt und jeder nur darauf erpicht ist, seine eigene Vorstellung umzusetzen. Das andere Extrem: Wenn sich nur ein Geschwister kümmert und der oder die anderen nichts tun oder aber nur kritisieren. Mein Bruder und ich hatten uns immer gut verstanden und waren uns in vielen Dingen einig gewesen, aber wir waren nach der Schulzeit auch jeder seiner eigenen Wege gegangen. Dass Mama Alzheimer hatte, führte uns wieder zusammen. Mein Bruder kümmerte sich um Haus und Garten und half meinem Papa. Wir tauschten uns regelmäßig aus. Er berichtete von seinen Besuchen und ich erzählte ihm, wie es so lief. Wir sprachen auch heikle Themen an und manches Mal stockten wir beide. Sollten wir uns um einen Heimplatz kümmern? Oder mal ein Betreutes Wohnen anschauen? Ich hatte Angst davor, aber wegschauen würde uns nicht weiterhelfen, da waren wir uns sicher. Meine Schwägerin organisierte einen Termin in einem Betreuten Wohnen und wir konnten uns dort umschauen. ‚Hier sollen Mama und Papa wohnen?', dachte ich unsicher. Ich bin froh, dass mein Bruder an meiner Seite war und ich nicht alleine durch dieses so fremd wirkende Haus gehen musste. Wir tauschten uns ehrlich aus und versuchten weiterzukommen. Unser Fokus war: Mama. Und uns beiden ging es ganz klar darum, dass es meiner Mama gut geht.

Lernen durch die Pflege in der Familie

In meinem Familienalltag mit meinen Kindern spielte meine Mama immer eine Rolle – und doch war sie fern. Früher, als sie noch gesund gewesen war, waren meine Eltern häufiger mal nach München gekommen und hatten meine Tochter von der Kita abgeholt. Das klappt schon lange nicht mehr. Ich musste in meinem Alltag immer mehr auf meine Eltern verzichten. Wie traurig mich das machte und wie sehr mich das schmerzte, merkte ich zum ersten Mal bei der ersten Familienfeier ohne meine Eltern. Es war die Taufe meiner jüngsten Tochter. Ich hatte bis zum Tag davor gehofft, dass meine Eltern doch irgendwie kommen würden, obwohl schon eine ganze Weile klar war, dass diese lange Fahrt eine zu große Strapaze für sie wäre. Da gab es zu viele Hindernisse: die lange Autofahrt, Mamas Unruhe und ihr Bewegungsdrang, häufig fand sie die Toilette nicht oder zu spät. Zu Hause konnte Papa mit den immer häufiger vorkommenden Malheuren gut umgehen, aber unterwegs? Davor scheute er sich.

Ich plante diese Taufe auch mit einem Gefühl der Trauer und ich hatte Angst. Angst vor dieser ersten Feier, an der ich ohne meine Eltern sein würde. Es waren viele liebe Familienmitglieder da, aber dennoch fühlte ich mich, als müsste ich auf einen wichtigen Teil verzichten. Ich telefonierte am Tag vorher mit meinem Papa und ich weiß nicht, wer trauriger war: er oder ich. Er erzählte mir, dass er überlegt hatte, doch zu kommen und an einem Tag hin- und zurückzufahren, damit sie nicht übernachten mussten. Aber meine Vernunft siegte über mein Gefühl und ich redete ihm diese Idee aus. Früh morgens ins Auto steigen, 400 Kilometer fahren, vier Stunden Familienfeier und dann 400 Kilometer zurückfahren? Das erschien mir wie eine absolute Schnapsidee. Und so gerne ich meine Eltern dabeigehabt hätte: Ich redete ihm diese Idee aus und sagte, dass ich es schon hinbekomme ohne sie.

Und ja, natürlich bekam ich es hin, und an dem Tag selber dachte ich wenig an meine Eltern. Zu trubelig, zu aufregend, zu viel Aufmerksamkeit für meine kleine Tochter war da. Aber natürlich fehlten sie. Und ich machte mir Gedanken, was das für meine Töchter bedeutete. Sie hatten einen sehr guten Kontakt zu den anderen Großeltern, die uns besuchten, Zeit mit den Kindern verbrachten und für sie da waren. Mit meiner Mama hingegen konnten sie nicht einmal telefonieren. Jetzt, wo die Kinder langsam selbstständiger wurden und telefonieren lernten, konnte meine Mama das nicht mehr.

Ich wollte nicht über die Probleme und Schwierigkeiten sprechen. Sie machten mich traurig, das wollte ich den Kindern nicht zumuten. Allerdings merkten sie natürlich, dass ich bedrückt war. Sie merkten es, wenn ich für ein Telefonat mit meinen Eltern im Nebenzimmer verschwand und die Türen schloss, was ich sonst nie tat, oder wenn ich danach traurig war. Ich erinnere mich an eine ganz besondere, aber auch ganz normale Situation. Ich hatte mit meinem Papa telefoniert, die Kinder spielten währenddessen im Wohnzimmer. Papa hatte das Telefon auf laut gestellt und hielt Mama den Hörer hin. Ich plauderte und erzählte und hoffte, dass sie vielleicht etwas sagen würde, doch sie sagte kein einziges Wort. Ich konnte noch kurz lächeln und verabschiedete mich von Papa, aber als ich auflegte, flossen meine Tränen. Sofort krabbelten meine Töchter auf meinen Schoß und schauten mich mit großen Augen an. ‚Oje, was werden sie denken?', schoss es mir durch den Kopf, und ich beeilte mich zu sagen: „Es ist nichts Schlimmes passiert, ich bin nur traurig, weil die Oma nicht mehr spricht." Einerseits fiel es mir schwer, meinen Töchtern gegenüber davon zu sprechen, wie bekümmert ich bin, aber andererseits spürte ich, dass es mir guttat und mir sogar half, weil sie mich trösteten. Und ich merkte, dass meine Kinder mit dieser Klarheit gut zurechtkamen.

Meine Töchter lernten durch ihre Oma, was Alzheimer ist, aber sie lernten noch viel mehr. Weil das Haarewaschen unter der Dusche schwieriger geworden war, hatte meine Schwägerin eine Duschverlängerung für das Waschbecken besorgt. Ich hatte einen Frisierumhang gekauft und dachte, dass ich nun ganz einfach Mama am Waschbecken die Haare waschen könnte. Eigentlich wollte ich das alleine erledigen, aber dann standen die Kinder neugierig in der Tür und beobachteten uns. Ich fragte sie, ob sie mir helfen wollen, und war unsicher: Darf ich sie in die Pflege einbeziehen? Überforderte sie das? Meine Großen hatten kein Interesse, die Kleine blieb stehen und schaute interessiert zu. Ich hing Mama den schwarzen Frisierumhang um und setzte sie ans Waschbecken und brauste die Haare ab. Ich schäumte die Haare ein und wollte sie danach wieder ausspülen. Aber es wurde ein Riesenchaos und bald klebte der Schaum gefühlt überall. Meine Mama war pitschenass, auch ich brauchte ein anderes Shirt. Meine Kleine stand immer noch fasziniert mit offenem Mund in der geöffneten Zimmertür. Hätte ich sie doch lieber wegschicken sollen? War das nicht zu viel Chaos? Andererseits: Mein Kind hatte dadurch auch ein paar wichtige Dinge gelernt: dass wir der Oma helfen und sie nicht alleine ist und dass die Oma eine mutige Frau ist, die nicht das Gesicht verzieht, wenn ihr Wasser und Schaum in die Augen tropfen.

Noch Wochen später fragte sie mich jedes Mal, wenn wir im Bad bei meinen Eltern waren: „Was ist das da?“ Oder: „Was machst du da mit der Oma?“, und zeigte auf die Duschverlängerung. Zunächst irritierte mich das und ich bekam fast ein schlechtes Gewissen. Aber dann verstand ich, dass es Teil des Lernprozesses war. Es war ihr Weg zu lernen, was Alzheimer ist. Meinen älteren Töchtern konnte ich erklären, dass Menschen mit Alzheimer nicht nur Erinnerungen vergessen, sondern auch verlernen, eigentlich alltägliche Tätigkeiten wie Haarewaschen zu erledigen, weil unser Gehirn als Schaltzentrale für all das zuständig ist.

Meine Dreijährige konnte die Erklärungen noch nicht verstehen, aber sie beobachtete. Sie fragte immer wieder und wollte hören, was ich da mit der Oma gemacht hatte. Durch ihr Fragen lernte sie jede Menge: über Alzheimer und das Leben als Familie, die sich um die alzheimerkranke Oma kümmert. Und ein bisschen lernte sie auch darüber, dass nicht alles beim ersten Mal perfekt klappen muss und dass es okay ist, weil ich mein Bestes gegeben habe. Davon mal abgesehen war ich ja erfolgreich: Mamas Haare waren gewaschen.

Ein anderes Beispiel, bei dem die Kinder viel über meine Mama und die Demenz lernten, waren die Mahlzeiten. Lange hatte es reibungslos funktioniert, dass Mama mit ihrer Gabel oder ihrem Löffel alleine essen konnte. Nun vergaß sie manchmal, dass sie ein Brötchen in der Hand hatte. Oder Papa reichte ihr das Essen an, weil sie es alleine nicht mehr tat. Meine Kleine beobachtete das, was der Opa und die Oma beim Essen machten, immer sehr genau. Sie merkte, dass die Oma einen speziellen Teller hatte, in dessen Rand ich zuvor heißes Wasser kippte. Dass ich der Oma die Tasse hinschob und mich freute, wenn sie selber zugriff und trank. Geduld und Zeit, das macht Pflegen und Sorgen aus, mit meiner Mama lernten die Kinder das. Mit Demenz steigt man in ein anderes Tempo ein, das merkten sie – genau wie die Tatsache, dass es meiner Mama gut ging, wenn wir auf sie und ihre Bedürfnisse schauten.

Neue, eigene Wege gehen

Ich schleppte viele Sorgen und Gedanken mit mir herum. Ich fühlte mich verloren in meiner Ehe, unzufrieden in meinem Job und kreiste permanent um den Gedanken, dass ich eine schlechte

Mutter bin. Bislang war immer alles irgendwie gegangen, aber nun stand ich an einem Punkt in meinem Leben, wo ich nicht mehr weiterwollte und -konnte. Ich hatte alles irgendwie in mich hineingefressen und nun war ich überwältigt von all den Gefühlen. Das war immer so gewesen. Nach außen war ich die, die alles perfekt meisterte, und ich hatte diesen Anspruch ja auch an mich. Aber gleichzeitig waren da all die Sorgen und Ängste, über die ich nicht reden konnte und wollte. Ich war frustriert, enttäuscht und gescheitert. Es fühlte sich an, als wäre ich schon viel zu lange einen Weg gegangen, der gar nicht meiner war. Und nun stand ich da und wusste nicht, in welche Richtung ich gehen sollte. Da war kein Schild, ich hatte keine Ahnung, wohin mit mir. Wie findet man seinen Weg? Ich wollte ihn alleine finden. In diese Phase fiel auch die Trennung von meinem Mann, mit vielen Tränen und Fragen. Aber auch mit dem Mut für einen neuen Anfang. Ich schrieb Listen, las Bücher, hörte Podcasts und ging zu einem Therapeuten. Und immerzu schaute ich in mein Inneres. Was beschäftigt mich? Was macht mir Angst? Was macht mir Mut? Was kann ich? So versuchte ich die Lösung zu finden für meine große Frage: Was will ich? Wie möchte ich leben? Mamas Alzheimer führte mir auch vor Augen, dass sich das Leben durch eine Krankheit fundamental ändern kann. Und ich verstand, wie wertvoll mein Leben, über das ich oft jammerte und klagte, tatsächlich war. Dieses eine Leben, ich sollte es nicht mit Erwartungen und falschen Vorstellungen füllen, sondern mit dem, was mir wichtig ist und mich glücklich macht.

Ich fing an, mich Dinge zu trauen. Wie Autofahren. Jahrelang war das nie ein Problem gewesen, aber dann hatte ich mich nicht mehr getraut. Ich wagte mich auch immer häufiger, anderen davon zu erzählen, wie es mir wirklich ging.

Ich weiß nicht mehr, wann und wie. Aber in einem dieser Was-will-ich-eigentlich-Momente dachte ich, dass ich all meine Gedanken und Sorgen als Tochter einer Mutter mit Alzheimer in einem Blog aufschreiben könnte. Ich hatte diese Idee – und verwarf sie sofort. Und doch blieb sie in meinem Kopf. Immer wieder überlegte ich, was wäre, wenn ich das machen würde. Wollte das jemand lesen? War es nicht zu traurig? Und außerdem war ich keine Ärztin oder Psychologin. Ich bin nur eine Tochter einer Mutter mit Alzheimer und kann nur von meinen Erfahrungen berichten. Wie soll ich das technisch überhaupt machen? Ich fand immer neue Ausreden, aber dennoch kam ich nicht von dem Gedanken los. Eines Tages saß ich an meinem Laptop, dachte: ‚Ich probiere es einfach' – und folgte meinem Bauchgefühl. Ich richtete mir einen Blog mit dem Namen „Alzheimer und wir" ein. In meinem Kopf waren etliche Ideen für Texte und ich wollte sofort anfangen zu schreiben. Aber da waren schon wieder meine Zweifel. Doch meine Neugier und meine Vorfreude waren stärker. Beinahe hätte ich mir meinen Blog gleich wieder zerredet mit meinen Fragen: Will das überhaupt jemand lesen? Vielleicht fühle nur ich diese Trauer, Wut und Hilflosigkeit mit der Demenz, vielleicht kommen alle anderen Angehörigen super damit klar? Ich machte mir Sorgen, dass ich zu dem Thema keine schicken Bilder zeigen könnte, die doch für Blogs so wichtig seien, wie ich bis dahin dachte. Damals passierte beinahe das, was ich aus anderen Situationen so gut kenne: Ich habe eine tolle Idee und rede sie mir aus, weil ich Angst davor habe. Angst, nicht gut genug zu sein, Angst, es nicht zu schaffen. Und dann entschied ich, dass ich das nicht möchte. Ich wollte es wenigstens probieren. Ich wollte meinem Herzen folgen und entschied: Ich werde einfach das tun, was ich am besten kann. Und das war das Schreiben aus meiner persönlichen Sicht. Ich wollte zeigen, wie wir mit der Alzheimererkrankung leben und welche Lösungen wir gefunden hatten. Dieser Blog sollte anders werden als all die Webseiten über Alzheimer und Demenz: Er sollte ehrlich und authentisch sein. Und wenn ich damit auch nur einer anderen Person helfen könnte, dann hätte es sich schon für mich gelohnt.

Ich schrieb ein paar Artikel und brauchte doch ein paar Monate, um all das öffentlich zu machen. Meine ersten Texte waren sehr persönlich. Meine neue Offenheit machte mir ein wenig Angst – und doch fühlte es sich gut und richtig an.

Mein Blog war für mich die Gelegenheit, mich mit all meinen Gefühlen und Gedanken rund um die Alzheimererkrankung meiner Mama auseinanderzusetzen, aber er tat noch mehr, er stärkte mein Vertrauen in mich und gab mir Mut. Die positiven Reaktionen von Lesenden förderten das natürlich und bestätigten mich. Noch größer war meine Freude, als ich für den *Goldenen Blogger* und später für den *Grimme Online Award* damit nominiert wurde. Ehrlich gesagt, konnte ich es nicht glauben. Mein kleiner Blog unter all den Projekten von großen Rundfunkanstalten? Ich freute mich und sah es als Bestätigung, dass es wichtig ist, über Alzheimer und Pflege zu schreiben. Denn es erschien mir immer wieder paradox: 1,6 Millionen Menschen in Deutschland haben eine Demenzdiagnose. Sie und ihre Familien leben damit. Doch fühlt sich jeder alleine in dieser Situation, wie kann das sein? Weil wir zu wenig offen austauschen. Zu wenig gemeinsam nach Lösungen und Wegen suchen. Weil das Thema gerne weggeschoben wird, weil Menschen mit Demenz und ihre Angehörigen sich schämen. Ich hatte das auch lange getan, und wollte es nicht mehr. Ich war überzeugt, ein offener und ehrlicher Austausch würde an all dem etwas ändern, und ich wollte mit meinem Blog einen Teil dazu beitragen.

Infoteil: Kleine Lösungen für Herausforderungen im Alltag

Mit der Zeit erleben Menschen mit Demenz – und ihre Angehörigen – immer mehr Herausforderungen. Wie viel und welche Unterstützung sie benötigen, hängt von verschiedenen Faktoren ab und ist immer individuell. Manchmal funktioniert es auch, wenn man ein paar Kleinigkeiten verändert.

Treppengehen: Viele Menschen mit Demenz fühlen sich unsicher beim Benutzen von Treppen. Hier spielt zum einen die Treppe selbst beziehungsweise deren Ausstattung eine Rolle. Es kommt vor allem darauf an, die Stufen zu erkennen und Halt zu finden. Häufig haben Menschen mit Demenz Schwierigkeiten, die Stufenkanten gut zu sehen. Dann kann es helfen, die untersten und obersten oder einfach alle zu kennzeichnen, etwa indem man sie mit einem farbigen Klebeband markiert. So kann man verhindern, dass sie eine Stufe übersehen und es zu einem Sturz kommt. Bedenken Sie aber, dass eine Markierung für manche Menschen mit Demenz auch wie ein Hindernis wirken kann, über das sie sich nicht zu gehen trauen. Ein dunkler Fußabtreter etwa kann wie ein schwarzes Loch erscheinen und Angst machen (siehe Infoteil Kapitel 10). Für einen guten Halt sorgt ein stabiles, durchgehendes Geländer oder ein ebensolcher Handlauf, idealerweise an beiden Seiten montiert. Handläufe mit einer Struktur sind oft leichter festzuhalten. Als Angehöriger kann man beim Treppengehen unterstützen, indem man neben dem Menschen mit Demenz geht. Das vermittelt Sicherheit. Manchen fällt vor allem das Hinuntergehen schwer. Da kann es eine Lösung sein, vor dem Menschen mit Demenz (mit dem Rücken nach unten) hinunterzugehen. So bietet man einen Blickkontakt und eine Stütze. Auch Ablenkung durch kleine Reime, Zählen oder ein Lied kann beim Treppengehen helfen. Die Schuhe sollten gut passen und die Kleidung nicht zu lang sein, da sie sonst die Sturzgefahr erhöhen.

Zähneputzen: Beim Zähneputzen kommt es auf die richtige Technik an und das Ausführen dieser Bewegungen ist eine feinmotorische und koordinative Leistung, die Menschen mit Demenz schwerfällt. Dennoch ist es wichtig, auf eine gute Mundhygiene zu achten, weil es sonst zu Schmerzen und Entzündungen an den Zähnen kommt. Leichter gelingt das Zähneputzen etwa mit einer elektrischen Zahnbürste. Diese hat den

Vorteil, dass man die Putzbewegungen nicht so akkurat ausführen muss: Der rotierende Bürstenkopf sorgt für das Bürsten, man muss die Zahnbürste nur über die Zahnreihen führen. Menschen mit Demenz können damit noch selbstständig putzen und auch für Pflegende kann das Zähneputzen so einfacher sein. Es kommt aber natürlich darauf an, ob man gewöhnt ist, damit zu putzen, oder wie die neue Bürste angenommen wird. Es gibt auch sogenannte Dreikopfzahnbürsten. Das ist eine spezielle Bürste, mit der gleichzeitig die Außen-, Innen- und Kauflächen geputzt werden. Funktioniert das Putzen dennoch nicht, empfehlen Zahnärzte häufigere Kontrollbesuche und gegebenenfalls Zahnreinigung.

Baden/Duschen: Orientieren Sie sich bei dieser Art der Körperpflege an den Vorlieben des Menschen mit Demenz und versuchen Sie, so viel Selbstständigkeit wie möglich zu erhalten und fördern. Dazu gehört auch die Frage nach der Tageszeit und Häufigkeit. Ist eine tägliche Dusche notwendig oder genügt nicht auch eine kurze Wäsche am Waschbecken? Manche Menschen mit Demenz haben Angst vor dem Duschen, weil das Wasser spritzt und in die Augen, Ohren und den Mund läuft, andere möchten nicht in der Wanne sitzen, da sie sich dort eingeengt fühlen. Eine gute Vorbereitung ist wichtig: Sorgen sie für eine angenehme Raumtemperatur, legen Sie Handtuch und Seife oder Shampoo bereit. Wenn Ihr Angehöriger sich nicht mehr alleine waschen kann, bieten Sie Ihre Hilfe an, aber drängen Sie ihn zu nichts. Ermuntern Sie ihn, bei der Pflege mitzuhelfen. Sowohl für die Badewanne wie auch die Dusche gibt es diverse Hilfsmittel, die das Haltfinden erleichtern (etwa ein Badewannenbrett oder -sitz, ein Duschhocker, eine Antirutschmatte, ein Haltegriff). Bedenken Sie, dass das Waschen bei vielen Menschen mit Schamgefühlen verbunden ist. Versuchen Sie zu vermeiden, dass sich der Mensch mit Demenz komplett entkleiden muss, wenn dies als beschämend empfunden wird. Gegebenenfalls können Körperstellen mit einem Handtuch bedeckt werden.

Haarewaschen: Wenn Menschen mit Demenz Angst vor Wasser bekommen, kann auch das Haarewaschen schwierig werden. Der Wasserstrahl aus der Dusche oder Wasser und Seife im Gesicht werden als unangenehm empfunden. Die Lösung kann Trockenshampoo sein. Es gibt auch spezielle Shampoohauben. Das sind Duschhauben, die eine Lotion enthalten, mit der man ohne Wasser und durch einfaches Einmassieren die Haare reinigt. Eine andere Möglichkeit ist das Haarewaschen im Waschbecken. In diesem Fall erweist sich eine Waschbeckenhandbrause als überaus hilfreiches Utensil. Alternativ kann das Haarewaschen aber ebenfalls mit einem Friseurbesuch verbunden werden. Dies ist häufig auch mit positiven Erinnerungen und einem schönen Erlebnis verbunden.

Anziehen: Genau wie das Ausziehen überfordert es viele Menschen mit Demenz, weil es für sie eine motorische und kognitive Herausforderung darstellt oder sie bereits damit überfordert sind, die passende Kleidung auszusuchen. Pflegende Angehörige können unterstützen, indem sie den Kleiderschrank gezielt schlank halten oder zwei Alternativen vorschlagen. Geben Sie die Kleidung der Reihenfolge nach oder legen Sie sie entsprechend hin. Unterstützen Sie so viel wie nötig und so wenig wie möglich, denn beim Anziehen wird auch die Feinmotorik geschult und es fördert die Selbstständigkeit. Besser gelingt das Anziehen mit praktischen Kleidungsstücken: Reißverschlüsse oder Klettverschlüsse sind einfacher zu benutzen als Knöpfe oder Schnallen. Bei Hosen wählen Sie besser Modelle mit Gummibund statt Gürteln. Geben Sie Ihrem Angehörigen Zeit zum Anziehen und helfen Sie erst, wenn die Hilfe benötigt wird.

Essen und Trinken: Bei vielen Menschen mit Demenz verändert sich das Essverhalten. Wenn Ihr Angehöriger zu wenig isst, kann das daran liegen, dass er keinen Hunger verspürt oder abgelenkt ist. Achten Sie auf eine ruhige und entspannte Atmosphäre am Tisch. Musik oder Radio kann unter Umständen schon zu viel Ablenkung sein. Decken Sie den Tisch nur mit den Dingen, die notwendig sind, und verzichten Sie auf Dekoration, denn die überfordert häufig. Starke Kontraste sind wichtig, auch beim Essen. Einfarbiges Geschirr eignet sich besser als stark gemustertes. Für Menschen mit Demenz gibt es auch spezielle Teller und Schüsseln: Sie haben einen farbigen Rand und bilden so einen guten Kontrast zu einem hellen Tisch, wobei sich Rot aufgrund der guten Erkennbarkeit besonders eignet. Bei einem dunklen Tisch sollte jedoch eher helles Geschirr Verwendung finden. Besser ist es auch, die Auswahl der Speisen zu beschränken. Gut gemeinte Fragen wie ‚Was möchtest du essen?' überfordern ebenfalls. Hilfreicher ist eine Vorauswahl von Speisen, die der Mensch mit Demenz mag. Um die Selbstständigkeit zu fördern, ist es hilfreich, dem Menschen mit Demenz auch ein Beispiel zu sein. Wenn sie sich unsicher sind beim Umgang mit Gabel und Löffel kann es ihnen helfen, von anderen abzuschauen. Auch wenn es schneller geht, das Essen zu reichen, sollten Sie versuchen, die Selbstständigkeit so lange wie möglich zu fördern. Wenn man Menschen mit Demenz einen Löffel in die Hand gibt, können viele diese Tätigkeit auch ausführen. Ähnlich ist es mit dem Trinken. Es wird häufig vergessen, ist aber wichtig. Fördern Sie das selbstständige Trinken durch passende Tassen und Gläser. Kleine Gläser und Tassen mit großem Henkel können oft besser gehalten werden. Geben Sie die Tasse oder das Glas in die Hand und unterstützen Sie Ihren Angehörigen dabei, dass er selber trinkt. Denn dadurch fühlt er Selbstwirksamkeit – und das stärkt das Bild von einem selbst.

12 Im Krisenmodus

„Liebe Mama, wann werden wir uns wiedersehen? Meinen nächsten Besuch bei euch mit den Kindern hatte ich in zwei Wochen fest eingeplant und mich sehr darauf gefreut. Und nun das: Corona. Dieses Virus wirbelt meinen Alltag gehörig durcheinander und macht mir Angst. Anfangs dachte ich - wie so viele -, dass wir in Deutschland kaum betroffen sein werden. ‚Das ist so wie eine Grippe', behauptete ich euch gegenüber. Wie ich mich doch getäuscht habe. Seitdem meine Mittlere in Quarantäne musste, habe ich schreckliche Angst vor diesem Virus. Ich habe jedes Mal, wenn ich das Haus verlasse, Angst. Wenn ich einkaufen gehen muss, erledige ich das ganz schnell. Ich versuche nichts und niemanden zu berühren. Instinktiv denke und fühle ich aber auch: Ich muss zu dir und Papa.

Alle Experten raten, dass man die Großeltern vorerst nicht besuchen sollte. Generell sei es geboten, auf soziale Kontakte zu verzichten. Aber besonders der Kontakt zu älteren Menschen solle vermieden werden. Als ich das zum ersten Mal hörte, habe ich gedacht: ‚Was? Kann ich jetzt gar nicht mehr zu euch? Und wie lange?' Sprechen wir hier von zwei Wochen oder zwei Monaten? Oder etwa noch länger? Wann können wir uns wiedersehen? Diese Vorstellung, dich mehrere Monate nicht sehen zu können, macht mich traurig und wütend. Denn Briefeschreiben oder Telefonieren sind nun mal keine Option. Mit dir zu kommunizieren heißt vor allem, mit dem Körper zu sprechen: dich anzulächeln, dich zu streicheln, dich in den Arm zu nehmen. Wie soll das aus der Ferne gehen? Was heißt es, wenn wir uns ein paar Monate nicht sehen? Wirst du mich danach noch erkennen?

Und Papa braucht doch auch Unterstützung. Die Tagespflege hat geschlossen, das heißt, dass er sich rund um die Uhr um dich kümmert. Ich mache mir Sorgen um euch. Am meisten Angst habe ich, dass ihr euch anstecken könntet. Ich möchte nicht, dass ihr sterbt. Ich fühle mich so hilflos."

Von Angst und Sorgen

Diese Coronakrise war auch eine echte Krise für mich. Der erste Lockdown fühlte sich an wie eine Dauerschleife aus Angst und Stress. Alle zu Hause – und so viele Aufgaben, die ich gleichzeitig erfüllen musste. Da war meine eigene Arbeit, ich musste Interviews führen, Texte schreiben, an Konferenzen teilnehmen. Und da waren meine beiden Schulkinder, die mit ihren Aufgaben und Kopierblättern anfangs ziemlich verloren waren. In meiner Vorstellung saßen wir nebeneinander und arbeiteten. Die Realität sah anders aus. Natürlich musste ich hin und wieder etwas erklären, natürlich musste ich Arbeitsblätter ausdrucken, natürlich musste ich Essen kochen. Dazu kam meine Kleinste, die es zwar genoss, zu Hause zu sein und den ganzen Tag im Nachthemd spielen zu dürfen, aber gleichzeitig vermisste sie ihre Freunde aus dem Kindergarten und wollte Spielpartner. Eigentlich war ich permanent damit beschäftigt, irgendjemanden zu vertrösten – und fühlte mich, als würde ich zerrieben.

Noch schlimmer fand ich diese Angst vor dem Virus. Schnell hieß es, ältere Menschen seien besonders gefährdet. Ich machte mir aus der Ferne große Sorgen. Während mein Papa noch entspannt beinahe täglich mit Mama in den Supermarkt fuhr, versuchte ich auf solche Ausflüge zu verzichten – und wenn doch, dann immer mit Maske und viel Desinfektionsmittel. Papas Lockerheit machte mich wütend. „Ich möchte nicht, dass ihr sterbt", sagte ich ihm einmal wütend am Telefon. Verbreitete ich Panik? Vermutlich. Aber nicht aus bösem Willen, sondern getrieben von Angst und Sorge. Wenige Tage vor dem Lockdown war ich in Berlin gewesen und hatte den *Goldenen Blogger* gewonnen. Eine Veranstaltung in einem Saal voller Menschen. Das Händeschütteln war schon merkwürdig gewesen, ich hatte ziemlich unbesorgt mit Hunderten anderen zusammengesessen und gefeiert. Trug ich das Virus in mir? Ich machte mir Sorgen, mich angesteckt zu haben, und war froh, dass ich direkt zu meinen Kindern gefahren war – und nicht noch kurz zu meinen Eltern, um ihnen den Preis, den ich bekommen hatte, zu zeigen.

Ich hatte auch Angst davor, dass mein Papa überlastet werden würde. Die Tagespflege hatte geschlossen und sonstige Termine und Besuche, die ablenkten, fanden nicht statt. Ich wollte einen ambulanten Pflegedienst organisieren und rief mehrere Anbieter an, aber einer nach dem anderen sagte ab. Sie hatten nicht genug Personal, um neue Kunden aufzunehmen. „Wir schaffen das schon", sagte Papa. Ich wollte seinen Optimismus übernehmen, aber die sorgenvollen Gedanken blieben.

Nähe trotz Abstand?

Aus der Ferne zu helfen war an sich nichts Ungewöhnliches für mich, aber jetzt herrschte doch eine besondere Situation. Eine Situation, die viele Fragen und Ängste aufwarf. Eine Situation, von der niemand wusste, wie lange sie anhalten würde. Eine Situation, in der man eigentlich füreinander da sein müsste, als Familie erst recht – und wir waren weit voneinander getrennt.

Zugegeben, ich war sehr deprimiert. Das Einzige, was mir in der Zeit half, war zu telefonieren. Jedes Mal war es gut, die Stimme meines Papas zu hören und zu wissen, dass es ihnen gut ging. Ich nahm mir vor, häufiger bei meinen Eltern anzurufen. Ich hoffte, dass es nicht nur meiner Mama, sondern auch meinem Papa guttun würde. Telefonate mit mir oder auch den Kindern könnten ihm ein bisschen Abwechslung und ein paar frohe Momente bescheren. Ich hatte Sorge, dass die Belastung von 24 Stunden Pflege und Betreuung an ihm zehren würde, und so ging meine Hoffnung dahin, ihm mit diesen Anrufen kleine Glücksmomente zu verschaffen, die ihn stärken.

Und natürlich wollte ich auch für Mama da sein, aber wie? Mir blieb nur das Telefon. Mein Papa stellte es immer auf laut, wenn wir anriefen, und so konnte auch Mama unsere Stimmen hören. Verstand sie, was wir erzählten? Wichtiger für mich war, dass sie meine Stimme hören würde. Vertraute Stimmen beruhigen Alzheimerbetroffene, heißt es, also sprach ich auch mit Mama. „Na, Mama, geht es dir gut?“, frage ich sie und erzählte vom Wetter, dass wir spazieren waren und was wir mittags gegessen hatten. Sie antwortete nie, aber Papa sagte hin und wieder: „Sie lächelt.“ Oder: „Deine liebe Tochter ist am Telefon.“ Manchmal hörte ich Mama weinen. „Sie freut sich, dich zu hören“, sagte Papa. Das machte mich traurig, aber auch froh, denn es zeigte, dass wir uns trotz der Entfernung und der Demenz nah sein konnten.

Auch die Kinder wurden kreativ. Sie bastelten und malten Karten und schrieben kleine Texte an ihre Großeltern. Sie wollten eine Freude schenken – und die kam gut an im Coronastress. „Das war aber lieb von dir“, bedankte sich mein Papa gerührt bei meiner Tochter. Ich hoffte, dass er die Karte in den Flur hängen würde, damit der bunte Schmetterling, den meine Tochter da gemalt hatte, auch Mama erfreuen würde.

Als es die ersten Lockerungen gab, blieb ich extrem vorsichtig und hielt mich an die Kontaktbeschränkungen. Aber die Ungewissheit zehrte an mir. Wann würde ich meine Mama wiedersehen? Würde sie mich vergessen, wenn wir uns mehrere Wochen oder gar Monate nicht sehen könnten? Ich hatte Angst davor. Ich schickte übers Handy regelmäßig Bilder von mir, war aber skeptisch, ob meine Mama das sehen würde. Denn immer wenn wir Fotos angeschaut hatten, sah sie gar nicht richtig hin. Besser also etwas mit Ton. Tamara Ameling, eine erfahrene Demenzberaterin, schlug vor, für Mama oder auch mit ihr zu singen. ‚Ich und singen?', dachte ich entsetzt. Ich erinnerte mich, wie viel Überwindung es mich gekostet hatte, laut zu singen, als ich meinem Baby etwas vorsingen wollte. Das konnte ich jetzt mit dem dritten Kind schon besser, aber vor dem Singen hatte ich immer noch ein wenig Angst. „Es kommt gar nicht darauf an, wie gut du singst und was du singst. Aber Musik berührt einfach und das könnte eine Möglichkeit sein, deine Mama zu erreichen", erklärte Tamara Ameling, die regelmäßig für und mit Menschen mit Demenz singt. Ich habe mich nicht alleine getraut, ich brauchte meine kleinste Tochter. „Wollen wir was für die Oma singen?", habe ich sie gefragt. Und sie war sofort dabei. Während ich noch überlegte, welches Lied wir singen, wusste meine Tochter sofort, was es sein sollte: *In der Weihnachtsbäckerei*. Bei schönsten Frühlingssonnenstrahlen sangen wir fröhlich *In der Weihnachtsbäckerei* und ich dachte, dass dieses Lied passend war, weil meine Mama es immer gerne mochte und sie für mich die beste Bäckerin auf der ganzen Welt war. Ich tat das für meine Eltern, aber irgendwie auch für mich. Diese Coronakrise war eine Phase, in der ich meine Mama als Mutter sehr vermisste. Ich wusste, ihr würde es bestens gehen mit meinem Papa. Er kümmerte sich rührend und betreute und pflegte sie mit so viel Liebe, dass ihr nichts fehlte. Aber mir fehlte sie. Ich wäre gerne wieder das Kind gewesen, das von seiner Mutter aufgefangen und umsorgt wird. Wie gerne hätte ich sie einfach mal umarmt, auch um zu wissen, dass ich nicht alleine bin.

Pflegen in Coronazeiten

Ich überlegte, zu meinen Eltern zu fahren, aber ich verwarf den Gedanken schnell wieder. Zu groß war die Angst, das Virus zu ihnen zu bringen. Das Letzte, was ich wollte, war, Schuld zu haben, dass meine Mama oder mein Papa an Corona erkrankten. Ich hoffte, dass meine Eltern gemeinsam gut durch diese Zeit kommen würden – und wir uns ‚danach' wiedersehen konnten. Doch: Wann war ‚danach'? Nach ein paar Wochen hatte ich das Gefühl, dass sich die Situation zu Hause verschlechterte. Papa klagte zunehmend darüber, wie anstrengend es sei. Er rief regelmäßig in der Tagespflege an, um zu erfahren, wann sie wieder aufmacht. Für mich war das ein Zeichen, dass er dringend Unterstützung brauchte. Die Pflege und Betreuung eines Menschen mit fortgeschrittener Demenz ist nichts, was ein Einzelner leisten kann – und doch erwarteten wir in dieser Coronazeit genau das. Dieses kleine Helfernetzwerk, das meine Eltern bislang hatten, kam so ziemlich zum Erliegen, weil jeder Abstand hielt und auf Distanz ging. Keine Termine beim Frisör, bei der Fußpflege oder den Ärzten mehr, keine Freunde und Bekannte, die mal vorbeikamen. „Es wird einsamer", sagte Papa.

Auf einmal wollte mein Papa anfangen, im Haus umzubauen. Ich war skeptisch. Jetzt Handwerker ins Haus holen? War das notwendig in dieser Coronapandemie? Oder tat er das gar, weil er Abwechslung im Alltag brauchte? Mein Bruder und seine Frau wollten auf jeden Fall helfen, da klar war, dass meine Eltern das alleine nicht schaffen würden. Ich wollte sie auch unterstützen, aber ich hatte dennoch Angst, zu meinen Eltern zu fahren, weil ich sie auf keinen Fall anstecken wollte. Fahren oder nicht – ich habe lange überlegt, wie so häufig in diesem ersten Coronajahr, und mich dann dafür entschieden. Es fühlte sich an wie eine Gratwanderung und war keine einfache Entscheidung. Aber dann habe ich an einen Tipp gedacht, den mir Anja Kälin, Familiencoach und meine Podcastpartnerin, geraten hatte: „Frag doch mal deine Mutter. Die gesunde Mutter von früher, was hätte sie gesagt und dir geraten?"

Genau das habe ich getan. Ich habe in Gedanken die Mama gefragt, die mir früher oft einen guten Rat gegeben hat. Ich bin mir sicher, sie hätte gewollt, dass ich vorsichtig bin und kein Risiko eingehe. Aber sie hätte auch gewollt, dass wir Papa nicht alleinlassen. Dass wir ihn, wenn es die Umstände zulassen, unterstützen. Und so entschied ich mich zu fahren, mit den entsprechenden Vorsichtsmaßnahmen. Natürlich blieb da ein Restrisiko. Durch mein Verhalten kann ich das Risiko zwar minimieren, aber ganz ausschalten kann ich es nicht. Meine Entscheidung bedeutete für mich nicht nur, zu meinen Eltern zu fahren, sondern ganz besonders auf mich zu achten, bevor ich zu meinen Eltern fuhr. So galt es Kontakte zu vermeiden, im Homeoffice zu arbeiten, einen Mund-Nasen-Schutz zu tragen – und die Hände zu waschen sowieso. Es war eine individuelle Abwägung und funktionierte in der Situation, auch weil meine Kinder schon seit Wochen nicht mehr in die Schule oder den Kindergarten gingen. Und der einzige Kontakt, den ich hatte, war beim Einkaufen im Supermarkt.

Was für eine Freude es war, meine Eltern zu sehen. Und gleichzeitig merkte ich doch, dass meine Mama sich in den zwei Monaten, in denen wir sie nicht besuchen konnten, verändert hatte. Mir fiel es beim Spazierengehen auf und beim Essen. Ich wusste, dass meine Eltern auch in der Coronazeit tägliche Spaziergänge gemacht hatten, weil das eine nette Ablenkung war und immer auch ein Moment, in dem Mama wacher und aktiver wurde. Die Spaziergänge gaben dem Tag eine Struktur. Aber jetzt schnaufte sie schon nach einer kurzen Strecke. Deutlicher war die Veränderung beim Essen. Wenn Papa ihr ein Brötchen schmierte und es auf den Teller legte, dann blieb es da liegen. Er gab es Mama in die Hand, aber sie schwenkte es nur ein wenig hin und her, so ähnlich wie sie manchmal an ihrem Pullover nestelte. Es gab immer wieder Momente, wo mir schlagartig klar wurde, dass die Krankheit fortschritt. Als ich merkte, dass meine Mama nicht mehr von alleine isst, war das so ein Moment. Die Alzheimerkrankheit machte sich an unserem Esstisch immer breiter. Es machte mich traurig und ich dachte daran, dass sich mit dem Pflegen auch meine Rolle veränderte und ich nicht mehr das Kind war. Wenn ich neben meiner Mama saß und ihr das Essen anreichte, fühlte ich mich ein wenig wie eine Mutter.

Die Pflege eines Menschen mit Demenz ist keine Aufgabe, die einer alleine bewältigen kann und sollte. Und so machten wir einen erneuten Versuch, Unterstützer ins Haus zu holen – trotz Corona. Mein Bruder und ich waren uns einig, dass wir das forcieren wollten, auch wenn mein Papa skeptisch war. „Das schaffe ich schon noch“, sagte er immer wieder. Aber was hieß denn „noch“? Ich hatte Angst vor dem Moment, in dem dieses ‚Noch‘ mit lautem Wumms und Knall auftauchen würde und wir akut und planlos handeln müssten. Es gab weitere Lockerungen, aber alle Experten warnten vor einer zweiten Welle. Wir wollten auf mögliche Einschränkungen vorbereitet sein. Schon lange hatten wir über das Thema Pflegedienst gesprochen – und Papa hatte immer wieder versichert, sie bräuchten das nicht. Nun willigte er in einem Gespräch ein, nach viel Diskutieren, Streiten – und auch Weinen. Der wichtigste Grund für mich war, dass, sollte meinem Papa etwas passieren und er schnell ins Krankenhaus müssen, jemand in der Nähe wäre, der sich sofort um Mama kümmern könnte. Denn selbst wenn ich oder mein Bruder sofort ins Auto steigen würde, bräuchten wir vier Stunden, bis wir bei meiner Mama wären. Das Gespräch mit der Leiterin des Pflegedienstes war nicht leicht. Papa erzählte von seinem Tag und den Anstrengungen, aber gleichzeitig war er skeptisch. Es war ein Gespräch mit Abstand, mit Mundschutz und Desinfektionsspray – und doch auch mit Interesse, Empathie und viel Lachen. Wir entschieden, dass es eine gute Möglichkeit sei, wenn der Pflegedienst einmal wöchentlich kommt und nach Bedarf hilft. Als Papa zusagte, war ich zufrieden. Glücklich aber nicht. Denn natürlich war auch das eine Entscheidung mit Zweifeln. Einerseits würde die Unterstützung meiner Mama und meinem Papa zugutekommen. Mama würde Anregung, Betreuung und Pflege bekommen, Papa würde hoffentlich entlastet werden und könnte mal eine Pause machen. Jetzt in dieser Coronakrise besonders wichtig, weil andere Unterstützungsmöglichkeiten wegfielen. Andererseits war da natürlich auch das Ansteckungsrisiko durch Corona.

Lernen in und aus der Krise

Krisen sind Chancen. Nur durch Krisen lernt man. Krisen ermöglichen einen Neuanfang. – Ich hörte all diese Sprüche, die überall kursierten, und versuchte dieser Coronakrise etwas Positives abzugewinnen. Bloß was? Sie machte mich zunächst vor allem hilflos. Ich fand es schwierig im Alltag klarzukommen mit all den alten und neuen Aufgaben. Ich musste mich von Plänen verabschieden und akzeptieren, dass ich mit vielen Einschränkungen leben musste. Aber dann dachte ich an meine Mama – und daran, was für eine innere Krise die Diagnose Demenz für sie vermutlich ausgelöst hat. Angst, Unsicherheit und Kontrollverlust – das spürte ich jetzt ganz deutlich. War es meiner Mama so ähnlich ergangen vor acht Jahren? Ich erinnerte mich, dass sie damals oft in Tränen ausgebrochen war. Wir umarmten sie dann und trösteten sie, aber die Krankheit, die blieb, und meine Mama musste sich irgendwie damit arrangieren. So wie ich jetzt mit der Situation durch das Coronavirus. Ich konnte es nicht ändern. So eine Pandemie ist etwas, das man ertragen muss – wie eine Alzheimerdiagnose oder andere Krankheiten. Und doch konnte ich etwas tun gegen meine Hilflosigkeit. Die Situation anzunehmen und zu akzeptieren, war der erste Schritt. Ich konnte jammern und klagen, aber es würde an der Situation nichts ändern. Der zweite Schritt war: selber aktiv zu werden, egal womit. Mir geht es immer besser, wenn ich etwas tun kann, und sei es noch so klein, aber es half mir gegen die Starre und den Frust. Ich fragte mich: Was kann ich tun? Eine

Antwort stand schnell fest: für meine Kinder da zu sein und mich gut um sie zu kümmern. Auch darin lag eine Chance. Denn ich verbrachte viel mehr Zeit mit ihnen als in unserem Alltag mit Schule, Kindergarten und Job. Natürlich war das anstrengend, aber ich erfahre viel mehr über sie – und auch sie über mich.

Aber da waren noch mehr Chancen und ich merkte, dass mir diese Coronakrise durchaus Möglichkeiten für einen neuen Weg aufzeigte. Ich konzentrierte mich stärker auf das Bloggen und beschäftigte mich mit Themen rund um Demenz. Ich führte spannende Interviews und nahm von meinen Gesprächspartnern meist kleine Lehren mit. Manchmal ging es um konkrete Dinge, um meinen Eltern zu helfen, manchmal darum, mich zu stärken. Diese Coronapandemie würde irgendwann vorbei sein. Sie hatte mir gezeigt, dass ich manches akzeptieren muss und dass ich mehr vertrauen sollte. Vor allem auf mich. Denn ich war nicht nur hilflos, sondern hatte immer auch Möglichkeiten, mein Leben zu gestalten. Wenn es meiner Mama gelang, trotz Alzheimer wieder zu lachen und fröhlich zu sein, dann würde ich es doch wohl auch schaffen, die schönen Dinge in meinem Leben zu finden und gedeihen zu lassen, trotz oder mit Corona.

Infoteil: Ideen, wie man (aus der Ferne) Gutes tun kann

Abstand und Kontakte einschränken – was für die meisten Menschen in der Coronapandemie eine neue Herausforderung wurde, ist etwas, das viele Menschen mit Demenz und pflegende Angehörige kennen. Denn der Mensch mit Demenz verschwindet immer mehr in seine Welt und der Kontakt und Umgang mit anderen verändert sich, entweder weil man sich von alleine zurückzieht oder Bekannte und Freunde seltener den Kontakt suchen. Viele Menschen sind unsicher und wissen nicht, wie sie mit Menschen mit Demenz in Kontakt kommen können. Hier möchte ich ein paar Anregungen geben für die

Dinge, die man auch aus der Ferne machen kann, wenn ein Besuch nicht möglich ist:
Per Video telefonieren: Telefonieren wird häufig schwierig, dennoch erfreuen sich Menschen mit Demenz an der Stimme des Bekannten und über eine ehrliche und zugewandte Kommunikation. Mithilfe von Videotelefonaten fällt das oft viel einfacher.
(Gemeinsam) Singen: Musik kann Menschen mit Demenz aus ihrer Isolation führen. Wenn sie Lieder hören, beginnen viele Menschen mit Demenz automatisch zu klatschen, den Takt zu schlagen oder schaukeln im Einklang mit der Melodie. Das kann man sich bei Anrufen zunutze machen. Eine andere Möglichkeit ist natürlich auch, ein Video oder ein Audio aufzunehmen und ein Lied zu singen, das der Mensch mit Demenz kennt. Gerade Lieder aus der Kinder- und Jugendzeit können Menschen mit Demenz manchmal auch noch selber singen.
Gedichte und Geschichten erzählen: Ähnliche Glücksmomente kann man schaffen, wenn man Gedichte, Reime oder kleine Geschichten von früher vorliest oder vorträgt und davon erzählt. Es gibt auch Mitsprechgedichte, die speziell für Menschen mit Demenz geschrieben wurden. Bauernregeln oder Gedichte, die sie in ihrer Kindheit gelernt haben, kommen oft sehr gut an und animieren zum Mitsprechen. In Reimen und vertrauten Worten soll so das Gedächtnis angeregt werden und gleichzeitig ist es eine Möglichkeit, miteinander in Kontakt zu kommen und gemeinsam Spaß zu haben.
Leckeres genießen: Zuneigung geht durch den Magen. Warum also nicht die Lieblingsplätzchen backen oder kaufen und verschicken? Oder das Lieblingsgericht kochen und vorbeibringen? Gerüche, Düfte und Geschmackserlebnisse können das Wohlbefinden steigern und sind häufig auch mit schönen Erinnerungen verbunden. Lieblingsgerichte aus der Kindheit etwa führen oft dazu, dass man sich besonders wohl fühlt – und das gilt natürlich auch und besonders für Menschen mit Demenz.

Besondere Post verschicken: Natürlich gibt es noch andere Möglichkeiten, dem Menschen mit Demenz eine Freude zu bereiten, nämlich durch besondere Post. Das Schicken von Blumen, Fotocollagen mit Bildern aus der Kindheit, kleinen Erinnerungskisten mit Dingen, die an frühere Hobbys, Reisen, Feste erinnern und dadurch Glücksmomente schenken. Was das sein kann, ist individuell, so individuell wie die Menschen sind. Ein kleines Wollknäuel zum Tasten und Fühlen. Es lohnt sich, ein wenig im Leben und der Biografie des anderen zu stöbern und kreativ zu werden. Viele Menschen mit Demenz fühlen gerne mit den Fingern, sie nesteln an Kissen, Pullovern oder Jäckchen. Ein selbstgemachtes Nestelkissen oder eine Nesteldecke mit kleinen Elementen können von daher ein gutes Geschenk sein, das Freude bereitet und zugleich die Motorik fördert.

13 Heute ein Lächeln

„Liebe Mama, das Leben ist, wie es ist. Du fehlst mir. Dich immer mehr zu verlieren, tut weh. Egal, wie erwachsen ich nun schon bin, irgendwie bin ich immer noch ein Kind. Dein Kind. Ich wünsche mir dich als Mama und denke daran, wie du mich früher getröstet hast. ‚Das wird schon wieder' und ‚Wir warten mal ab' sind die Sätze, die ich von dir im Ohr habe, auch wenn ich sie schon sehr lange nicht mehr gehört habe. Du warst immer so positiv und optimistisch. Und jetzt hilft auch Abwarten nicht ...

Ich vermisse dich, manchmal sogar während ich neben dir sitze. Du sitzt neben mir auf der Couch, aber bist doch woanders. Ich wüsste gerne, wo deine Gedanken sind. Du schaust nach vorne, aber doch irgendwie durch alles durch. Wenn ich dich anspreche, reagierst du manchmal gar nicht. Wo bist du? Hörst du meine Stimme? Weißt du, dass ich es bin, deine Tochter? Mir tut es weh, wenn du mich nicht ansiehst und dein Blick an mir vorbeigeht. Meinen Namen sagst du schon lange nicht mehr, und auch sonst sprichst du kaum. Wir können auch ohne Worte kommunizieren, das habe ich gelernt. Denn deine Augen sprechen eine deutliche Sprache. Meist sehe ich an deinen Augen, wie es dir geht. An deinem Blick merke ich auch, dass du mich erkennst. Wenn wir uns wiedersehen, lächelst du. Oft auch, wenn du meine Stimme hörst. Papa erzählt das. Und dann kommen dir vor Freude die Tränen - und mir auch.

wenn du lächelst, ist es in Ordnung. Fühlst du dich wohl in deinem Haus? Papa trägt die Entscheidung zum Umbauen schon so lange vor sich her. ‚Lohnt sich das?', fragt er. Eine Frage, die doch keiner beantworten kann, weil wir nicht wissen, was noch kommt. Aber ohne Veränderungen wird es nicht funktionieren. Auch wenn wir uns noch so sehr wünschen, dass alles wieder gut wird, so hat sich der Alzheimer in unserer Familie doch breitgemacht. Wir können ihn nicht verjagen, wir können ihn annehmen und immer wieder neu lernen, mit ihm umzugehen, damit es dir gut geht und du trotz allem meine fröhliche, liebe und herzensgute Mama sein kannst. Der Mensch, der du immer warst und immer noch bist."

Immer wieder Lösungen finden

Der Alzheimer bringt immer wieder neue Herausforderungen mit sich. Sie kommen unangekündigt. Mit einem Mal sind sie da und dominieren den Alltag. Das Treppengehen wurde wieder zum großen Problem. Ich merkte das, als ich eines Tages bei meinen Eltern war. Ich brachte meine Kinder ins Bett, als ich vom Flur flehende Rufe hörte. „Was ist los?", fragte ich aus dem Zimmer. Keine Antwort, nur Flehen. Ich eilte in den Flur. Da stand meine Mama auf der Hälfte der Flurtreppe, mein Papa stand ein paar Stufen höher vor ihr und zog an ihrem Arm. „Papa", rief ich. Mehr konnte ich nicht sagen, so bestürzt war ich. Ich sah die Unsicherheit in Mamas Augen und die Verzweiflung in den Augen meines Papas. „Setz dich", sagte ich in bestimmendem Ton zu ihm. Ich wollte ihn ablösen und diese verfahrene Situation auflösen. Er ging nach oben, setzte sich auf den Stuhl und atmete tief aus. Ich ging zu Mama, schaute ihr in die Augen und sagte so ruhig ich konnte: „Ganz schön schwierig, diese Treppen. Jetzt gehen wir mal nach oben, ja?“ Ich stellte mich neben Mama, nahm ihre Hand und wippte unsere Hände hin und her. Bisher hatte sie dann oft einen Schritt weiter gemacht. Doch meine übliche Taktik half nicht, Mama hob nicht mal ihr Bein. Also stand ich neben ihr auf der Stufe, unsicher, wie ich helfen könnte. Es war die Zeit und die Ruhe. Wir standen da eine ganze Weile und nach ein paar Minuten Durchatmen machte Mama irgendwann den nächsten Schritt.

Was für einen Schreckmoment wir da durchlebt hatten, meine Mama, mein Papa und ich. Für meine Eltern war es nicht das erste Mal gewesen. „Manchmal brauchen wir eine Stunde, um abends die Treppen hochzugehen“, erzählte Papa am nächsten Tag. Eine Stunde für 30 Stufen. Ich war geschockt und fragte mich innerlich: Warum sagt er denn nichts? Warum erzählt er denn nicht von diesen anstrengenden Situationen? Ich fühlte mich richtig schlecht und dachte: So geht das nicht weiter! „Was können wir denn machen, Papa? Wir müssen uns was überlegen“, schlug ich vor. Aber was, das wusste ich ehrlich gesagt nicht.

In den Wochen danach haben wir viel diskutiert in der Familie – und auch gestritten und geweint. Wir überlegten, welche Möglichkeiten es überhaupt gibt: Wie kann man so umräumen oder umbauen, dass Mama keine Stufen mehr nehmen muss? Auf den ersten Blick schien diese Aufgabe unlösbar zu sein, weil das Haus an einem Hang gebaut ist und man sowohl von außen als auch innen Treppen nehmen muss, um hineinzukommen. Umziehen? Wenn wir das vorschlugen, wehrte mein Papa ab. „Nein, ich will nicht in so einem Heim in einem Zimmer leben, wo man nicht mehr selbst entscheiden kann“, sagte er. Dabei hatten mein Bruder und ich gar nicht an ein Pflegeheim, sondern an eine Wohnung in einem Betreuten Wohnen gedacht. Könnte das eine Lösung sein? Mein Bruder und ich begannen uns zu informieren. Anders als Papa, der von diesem Gedanken nichts wissen wollte. Aber irgendwie war auch klar, dass sich etwas ändern musste. Papa scheute eine Entscheidung und stellte immer wieder diese eine Frage: „Lohnt sich das?"

Mein Papa fragte mich nach meiner Meinung dazu – und ich war mir unsicher, was ich ihm raten sollte. Wie konnte ich wissen, ob sich das lohnt? Für Menschen mit Demenz ist die vertraute Umgebung wichtig, weil sie sich dort besser orientieren können und Geborgenheit spüren. Wie viel vertraute Umgebung würde nach dem Umbauen und Umräumen noch da sein? Wäre die vertraute Umgebung nicht vor allem mein Papa, der ja mit ihr umziehen würde? Die Frage, ob Mama alleine in ein Heim ziehen könnte, stellte ich mir nicht. Ich kann es mir bis heute nicht vorstellen, auch weil meine Eltern in den vergangenen Jahren zu einer Einheit verschmolzen sind. Für Papa gibt es vor allem Mama.

Viele, viele Gespräche später wusste ich immer noch nicht, was die beste Lösung war. Ich habe mit vielen Menschen gesprochen, die sich mit Themen rund um Demenz auskennen, mit einer anderen pflegenden Angehörigen, mit Mamas Arzt, mit ihrer Tagespflege, einem Pflegedienst, einer Wohnraumberatung. Die Frage, ob sich ein Umbau lohnt, konnte und wollte keiner klar beantworten. Wie denn auch? Denn die Entscheidung ist so individuell und hängt vor allem von meinen Eltern ab. Und wie die Krankheit weiter verlaufen würde, das konnte keiner sagen. Als Papa mich wieder einmal fragte und mit einer Entscheidung haderte, sagte ich: „Das musst du allein entscheiden. Wenn du hier wohnen bleiben möchtest, dann helfen wir euch gerne. Aber keiner kann dir sagen, ob es sich lohnt." Zumal die Frage war, was ‚Lohnen' eigentlich bedeutet. Meinem Papa ging es vor allem darum, dass sie danach noch lange in ihrem Haus wohnen könnten und der Umbau sich finanziell rechnen würde. Aber wer sollte das vorhersagen können? Für mich würde sich dieser Umbau vor allem dann lohnen, wenn es meiner Mama gut ging und sie in ihrem Zuhause nicht mehr solche Stressmomente wie auf der Treppe erleben musste. Und auch für meinen Papa wäre es schöner, weiterhin zu

Hause wohnen zu können, anstatt nach 30 Jahren Abschied nehmen zu müssen. ‚Lohnen' war für mich auch ein vorübergehender Zustand und kein Ziel.

Und dann ging alles ganz schnell. In einer Wochenendaktion räumten mein Bruder und ich Mamas Arbeitszimmer im Erdgeschoss aus. Wir stellten dort Tisch, Stühle und Schränke hinein – und fertig war das neue Esszimmer. Das alte Esszimmer machten wir zum Schlafzimmer. Mama und Papa mussten abends nicht mehr unbedingt in den ersten Stock gehen, denn ein Waschbecken zum Zähneputzen und eine Toilette gibt es auch im Erdgeschoss.

Das war die erste Maßnahme, die schon viel veränderte. Für meine Eltern wurden die Abende entspannter, denn sie mussten keinen Stufen-Marathon mehr bewältigen. Morgens zum Duschen und Waschen gingen sie weiterhin nach oben, aber in der Früh klappte das Treppengehen meist besser als am Abend.

Danach kam der größere Umbau: Aus dem neuen Esszimmer wurde ein barrierefreies Badezimmer. Ist das nun die perfekte Lösung? Nein, nach vielen Kriterien vermutlich nicht. Und doch ist es die richtige Lösung gewesen. Meine Eltern haben sich mit diesem Haus einen Traum erfüllt. Als Papa davon erzählte, wie sehr das Haus sein und Mamas Zuhause geworden sei und dass er sich nicht vorstellen könne, woanders zu wohnen, da habe ich gemerkt, was Angehörigencoach und Demenzberaterin Petra Wieschalla in einem Interview für meinen Blog sagte: „Helfen ist nicht: Ich mache, was ich denke, was gut für dich ist. Helfen ist: Ich unterstütze dich bei dem, was dir wichtig ist." Für meine Eltern war es wichtig, dass sie in ihrem Haus bleiben konnten. Als der Entschluss gefallen war und die ersten Handwerker anfingen, im Haus zu arbeiten, nahm der emotionale Stress ab. Wir hatten eine Lösung gefunden. Erst mal. Denn es würde sicher nicht die letzte Entscheidung und Veränderung im Haus sein, die wir durch den Alzheimer treffen mussten.

Gemeinsam schaffen wir das

Wenn die Eltern älter werden und Unterstützung benötigen, kommt es oft zu Diskussionen und Streitereien unter Geschwistern, weil man unterschiedliche Vorstellungen hat. Als Kind hatte ich eine enge Bindung zu meinem Bruder. Ich erinnere mich an viele Stunden, die wir mit Rollenspielen und Verkleiden verbrachten. Wir erschufen kleine Welten mit unseren Legosteinen und haben damit viel Zeit verbracht. Das änderte sich, als wir älter wurden, wir hatten unterschiedliche Interessen und Hobbys und andere Freunde. Ich zog nach dem Abitur so weit weg wie möglich, mein Bruder blieb in der Nähe meiner Eltern. Mittlerweile wohnen wir beide in einiger Entfernung von ihnen und auch voneinander. Aber durch all die Sorgen und Gedanken um meine Mama (und meinen Papa) sind wir uns wieder nahegekommen und schaffen es ganz gut, ein Team für meine Eltern zu sein und sie zu unterstützen. Ich bin dankbar, dass wir für meine Eltern gute Partner geworden und mittlerweile so etwas wie Verbündete sind. Das haben wir vor allem durch Offenheit und Vertrauen geschafft. Wir sind vielleicht nicht immer einer Meinung, aber wir vertrauen uns. Denn im Grunde genommen wollen wir beide das Gleiche: dass es Mama gut geht.

Wenn einer von uns bei meinen Eltern gewesen war, tauschten wir uns darüber aus, wie es Mama und Papa ging, und große Entscheidungen wie den Umbau sprachen wir grundsätzlich miteinander ab. Lange ging es in unseren Gesprächen immer nur um meine Eltern, doch im Laufe der Zeit haben wir wieder zueinandergefunden. Ich erzähle ihm von den Veränderungen in meinem Leben und bin dankbar, dass er mich immer wieder ermutigt und sagt: Du schaffst das! Wenn du etwas brauchst, bin ich da für dich.

Eine einzelne Person hat zwar Alzheimer, aber betroffen sind so viele Menschen um diese Person herum. Wichtig ist, dass sie gemeinsam ein Netzwerk bilden. Nur dann kann es dem Menschen mit Demenz gut gehen. Nicht jeder in diesem Netzwerk übernimmt die gleichen Aufgaben, ganz einfach deshalb, weil wir Menschen unterschiedliche Stärken haben. Als ich mit Antje Holst vom Kompetenzzentrum Demenz Schleswig-Holstein über das Umbauen und Wohnen gesprochen habe, hat sie einen wichtigen Satz gesagt: „Durch Anpassungen im Wohnumfeld ist sehr viel möglich. Menschen mit Demenz können ganz lange zu Hause wohnen bleiben, und wenn sich alle einig sind, auch bis zum Lebensende. Mindestens genauso wichtig wie die wohnlichen Veränderungen ist allerdings die Bereitschaft zu einer verlässlichen und planbaren Netzwerkarbeit um den Menschen mit Demenz." Wir als Geschwister sind da nur zwei Spieler im Team, all die anderen Helfer, die wir gefunden haben und die zu meinen Eltern kommen, sind auch wichtig.

Und was ist mit den Kindern? Sind sie Helfer oder Leidtragende? Fest steht, dass sie Teil des Ganzen sind. Und auch wenn meine Mama sie nicht so oft sieht, gehören meine Kinder unbestritten zu ihrem Netzwerk. Ich gehe mit ihnen inzwischen offen um, was die Veränderungen meiner Mama angeht. Wenn wir bei meinen Eltern sind, sind sie sehr aufmerksam und beobachten, was die Oma braucht und wie der Opa oder ich ihr helfen. Dabei lernen sie nicht nur, was die Oma braucht und was Alzheimer ist, sondern ich bin davon überzeugt, dass sie dadurch auch viel für ihr Leben lernen: Sie erfahren, wie wichtig es ist, für den anderen da zu sein, sich auf den anderen einzulassen und ihm Zeit und Nähe zu schenken. Als ich meiner mittleren Tochter neulich sagte, dass manche Kinder nicht mehr so gerne zu ihrer Oma oder ihrem Opa mit Alzheimer gehen, fragte sie irritiert: „Warum?" Dann wurde sie ganz still. „Machst du dir Gedanken?", fragte ich sie irritiert. „Ich bin im Kopf nur gerade bei Oma und Opa", erzählte sie. „Und was machst du da?", wollte ich wissen. Sie war still. Dann sagte sie: „Man kann ja nichts machen wegen Alzheimer", und ergänzte nach einer kleinen Pause: „Na ja, aber mit der Oma kuscheln."

Meine Kinder helfen nicht nur der Oma, sondern auch mir. Sie erden mich und lenken mich ab, unsere Gespräche verändern häufig meinen Blickwinkel und zeigen eine andere, wichtige Perspektive. „Versteht die Oma uns?“, wollte meine älteste Tochter neulich wissen. Ich hätte gerne mit einem klaren Ja oder Nein geantwortet, aber meine ehrliche Antwort war: „Ich weiß es nicht.“ Es war typisch für Fragen rund um das Thema Demenz. Vieles kann man als Angehöriger nicht wissen, weil man die ‚Anderswelt‘ nicht betreten kann.

Dieses „Ich weiß es nicht“ war aber der Beginn einer langen Unterhaltung. Ich habe meiner Tochter von einem Erlebnis wenige Wochen zuvor erzählt. Ich war bei meinen Eltern gewesen und wir hatten über das Thema Friedhof gesprochen. Ich hatte meinen Papa gefragt, wo seine Adoptiveltern (die ich gar nicht mehr kennengelernt habe) beerdigt sind. Es war eine einfache Frage in einem ganz normalen Ton – und plötzlich wurde Mama traurig und weinte. Das war für mich überraschend. Denn irgendwie war ich davon ausgegangen, dass sie unsere Worte nicht mehr versteht. Dieses eine Gespräch über den Friedhof hatte gezeigt, dass das nicht so ist. Im Nachhinein schäme ich mich für die Annahme, meine Mama würde nichts verstehen. Denn sie versteht natürlich mehr als ‚nichts‘. Auch wir kommunizieren ja mit meiner Mama. Sie versteht uns über die Körpersprache und unsere Stimme, wir lesen ihre Mimik.

Wie viele und welche Worte meine Mama versteht? Ich weiß es nicht. Das sagte ich auch meiner Tochter. Früher hätte mich so eine unbeantwortete Frage nervös gemacht. Aber mittlerweile konnte ich damit umgehen, denn es handelte sich um mehr als eine schlichte Frage. Sie eröffnete einen Austausch über Alzheimer, die Oma und über Kommunikation im Allgemeinen. Wir sprachen über Verluste und darüber, dass es traurig ist, dass die Oma immer mehr verlernt und wir nichts dagegen machen können. Und wir unterhielten uns über einen anderen wesentlichen Punkt: dass die Oma immer noch da ist und auch mit uns kommuniziert.

Viel wichtiger als eine klare Antwort zu finden war es, dass ich mit meiner Tochter über das Thema Alzheimer gesprochen habe. Wir wissen vieles nicht. Das ist einfach so, schon allein deshalb, weil die Menschen individuell sind. Zwar hat eine Alzheimererkrankung bestimmte typische Phasen, aber wie sich der Mensch mit Alzheimer entwickelt, wie es ihm geht und wie er damit umgeht, das ist alles hoch individuell. Aber: Indem wir beobachten, offen sind und uns austauschen, werden wir aufmerksamer und können letztlich viel besser helfen. Nach dem Gespräch mit meiner Tochter merkte ich, dass nicht nur ich ihr geholfen habe, indem ich ihre Frage beantwortete, sondern dass sie auch mir geholfen hat.

Und die kleineren Kinder? Die können genauso helfen, denn anders als Erwachsene leben die Kleinen oft einfach weiter die Normalität – und genau das ist es ja, was Menschen mit Demenz auch wollen und brauchen. Denn Normalität bedeutet, ein Teil zu sein von der Gruppe, mit dabei zu sein und akzeptiert zu werden. Ich gehe oft besonders vorsichtig mit meiner Mama um, mit großem Bedacht. Meine Kleinste hingegen hüpft durch die Wohnung, sie albert herum – und dann lacht die Oma. Sie lacht so herzlich und laut, wie ich es früher von ihr nie erlebt habe. Und das Schönste: Sie steckt mit ihrem Lachen alle an, nicht nur mich, sondern auch meine coole große Tochter. Und die mittlere Tochter steckt ihr später ihr Nestelkissen zu, tanzt mit ihr und erzählt mir am Abend: „Die Oma hat gelacht, das war schön!"

Kleine Dinge mit einer großen Wirkung

Wenn ich gefragt werde, wie es meiner Mama geht, verfalle ich oft schnell in ein tiefes Seufzen und erzähle davon, dass sie meist in ihrer Welt lebt und auch bei den einfachsten Dingen Hilfe braucht. Doch es lohnt sich, den Blick zu schärfen. Denn auch mit der fortgeschrittenen Demenz ist meine Mama nicht nur hilflos. Meine Mama kann noch viel – ich sehe es nur oft nicht.

Ich schaue viel zu oft auf die Defizite und die Dinge, die nicht mehr gehen, anstatt das wertzuschätzen, was meine Mama noch kann. Ich merke das vor allem dann, wenn ich bei meiner Mama sein kann und mir Zeit nehme. Das sind oft Kleinigkeiten, aber ich bin überzeugt, dass es wichtig ist, diese zu sehen. Kleine Dinge können einen großen Unterschied machen, in der Art, wie wir miteinander umgehen, nicht nur in der Familie, auch in der Gesellschaft.

Zum Beispiel beim Frühstück. Meine Mama greift nicht mehr von alleine zu ihrer Tasse oder ihrem Glas, um zu trinken. Wenn ich eine kleine Hilfestellung gebe, indem ich das Glas oder den Henkel zu ihr führe, dann greift sie und trinkt alleine. Oder beim Anziehen oder Waschen: Allein klappt das nicht mehr. Aber ich kann sie mitmachen lassen, indem ich sie ihren Hosenbund zurechtziehen lasse oder ihr beim Waschen einen Handschuh gebe, damit sie sich ihn selber über Arme, Bauch und Brust führen kann. Es sind winzige Kleinigkeiten, die manchmal einen Unterschied machen. Und ja: Sie machen einen Unterschied für den Menschen mit Demenz. Denn diese kleinen Dinge fördern die Selbstständigkeit und stärken das Selbstwertgefühl. Ein Mensch mit Demenz ist ja nicht die Demenz selbst, sondern weiter der Mensch mit seiner eigenen Persönlichkeit, seinen Vorlieben und seinen Erfahrungen – und es ist wichtig, das zu sehen und anzuerkennen.

Ein Blick in die Vergangenheit lohnt sich oft. „Die Kindheit spielt in der Demenz eine wichtige Rolle. Manchmal sind es einzelne Wörter aus der Kindheit, die ein Lächeln ins Gesicht zaubern. Man unterschätzt, wie wichtig Kleinigkeiten sind", sagte mir Eva Helms. Sie ist Fachberaterin für Gerontopsychiatrie in Dresden und selbst pflegende Angehörige. Sie rät allen Töchtern und Söhnen, sich von den Eltern und Großeltern von deren Leben, Vorlieben und Erfahrungen erzählen zu lassen. In der Begleitung mit Demenz sei das Wissen darum sehr hilfreich, selbst wenn es nur

Kleinigkeiten sind. „Auch wenn Angehörige später einmal wichtige Entscheidungen für den Erkrankten treffen müssen, kann dieses Wissen Sicherheit geben", erklärte Eva Helms.

Diese kleinen Dinge machen auch einen Unterschied für unsere Gesellschaft. Menschen mit Demenz wollen weiter ein Teil von ihr sein und an ihr teilhaben können. Es gibt politische Konzepte zur Partizipation von Menschen mit Demenz. Diese sind zweifelsohne wichtig, bloß sollte nicht vergessen werden, dass Partizipation und Teilhabe nicht nur ein Thema für Politiker ist, sondern wir alle in kleinem Rahmen dafür zuständig sind. Die kleinste Gruppe in dieser Gesellschaft – die Familie – ist oft die, in der man das meiste bewirken kann. Denn das Miteinander, das Zeitnehmen, das Aufeinanderachten hat seine Basis in der Familie – und kann sich dann auf andere Bereiche ausbreiten.

Dafür braucht es Zeit, Offenheit und Mut. Zeit füreinander und miteinander. Offenheit für den anderen, für ein anderes Tempo und für andere Wege. Mut, sich von Altem zu verabschieden und sich auf Neues und Unbekanntes einzulassen. Mut, Dinge auszuprobieren und Fehler zu machen.

Alzheimer vorbeugen – geht das?

Anfangs hatte ich nicht darüber nachgedacht, ob ich auch an Alzheimer erkranken würde. Falls mich jemand fragte, winkte ich leichtfertig ab. Ich bin doch noch jung, dachte ich. Das Risiko, zu erkranken, nimmt mit dem hohen Alter zu. So jung Betroffene wie meine Mama – die mit 55 Jahren die Diagnose erhielt – machen einen sehr geringen Teil aus. Schätzungen zufolge finden sich in der Altersgruppe bis 64 Jahren nur 0,1 Prozent Menschen mit Demenz. Und doch begann ich mich mehr mit dem Thema Prävention zu beschäftigen. Denn auch wenn die Krankheit im Laufe der Zeit viel von ihrem ursprünglichen Schrecken verloren hat und ich keine Angst mehr davor habe, so würde ich doch lieber darauf verzichten, Alzheimer zu bekommen.

Diverse Studien hatten Faktoren herausgefunden, die das Risiko reduzieren, an einer Demenz zu erkranken. Dazu gehörten Dinge wie gesunde Ernährung, nicht rauchen, viel Bewegung und Sport, soziale Kontakte. Nun ja, meine Mama hatte ihr Leben lang so gelebt – und doch war sie erkrankt. Das machte mich wütend und traurig zugleich. Kann man wirklich vorbeugen oder ist Demenz nicht einfach nur Schicksal?

Diese Frage stellte ich Prof. Dr. Wolfgang Hoffmann vom Deutschen Zentrum für Neurodegenerative Erkrankungen. „Die Entwicklung einer Demenz ist sehr komplex", sagte der Forscher. Einzelne Zusammenhänge seien gut erforscht. Man wisse etwa, dass durch starkes Rauchen die Blutgefäße und die Nervenzellen im Gehirn geschädigt werden. Beides erhöhe das Risiko für eine vaskuläre Demenz deutlich. Und doch erkrankt nicht jeder Raucher an Demenz. Es komme auf den gesamten Lebensstil und das Zusammenspiel genetischer, psychosozialer und verhaltensbedingter Faktoren an, so Hoffmann, hierzu müsse noch intensiv weiter geforscht werden. Aber er sagte auch: „Die Entwicklung einer Demenz ist ein Prozess und er beginnt im frühen Erwachsenen-, vielleicht sogar bereits im Kindesalter. In Ihrem Alter, da sollte Prävention beginnen, damit können Sie schon jetzt den frühen Veränderungen im Gehirn positiv entgegenwirken." Laut einer großen Studie wäre es durch entsprechende präventive Maßnahmen möglich, 40 Prozent der Demenzen zu verhindern. Ich zog daraus zwei Schlüsse, nämlich erstens, dass eine Demenz mehr als Schicksal ist und jeder für sich etwas tun könnte. Und zweitens, dass die Entwicklung der Krankheit so komplex ist, dass es noch kein Forscher fertiggebracht hat, genau zu erklären, wie Alzheimer entsteht und wie man ihm vorbeugen kann.

Die Frage, mit der man sich beschäftigen sollte, ist für mich daher nicht nur, ob und wie man Alzheimer vorbeugen kann, sondern vor allem auch, wie man mit Alzheimer und generell im Alter leben möchte. Wir gewinnen nichts, wenn wir das Thema vor uns herschieben, denn alt werden wir alle, und manche werden eine Demenz bekommen. Worauf kommt es uns dann an? Wie möchten wir leben?

Infoteil: Selbstfürsorge für pflegende Angehörige

Sich eine Auszeit nehmen vom Pflegealltag – das ist wichtig und wird viel zu oft verniedlicht als Wellnesspause. Dabei sollte Selbstfürsorge ganz selbstverständlich sein. Gerade die Pflege und Betreuung eines Menschen mit Demenz ist eine besondere Belastung. In der Coronakrise hat sich dies noch einmal verstärkt. Entspannung ist auch wichtig als Prävention, denn chronischer Stress ist ein Risikofaktor, um eine Demenz zu entwickeln. Meine Idee für einen kleinen Fahrplan zu mehr Selbstfürsorge:

1. *Die Ursachen erforschen:* Was ist der Grund für Stress? Liegt es daran, dass es durch die Demenz praktische Probleme im Alltag gibt? Ist es der Schlafmangel durch die Verschiebung des Tag-Nacht-Rhythmus? Oder Überforderung, weil man für alles alleine zuständig ist? Die Stressfaktoren sind unterschiedlich. Der erste Schritt besteht darin, die Ursachen zu ergründen. Was stresst am meisten?

2. *Eine Wunschliste anlegen:* Was würden Sie gerne häufiger machen? Welche Hobbys und Aktivitäten geben Kraft: Wandern, Spazieren, Malen, Stricken, Fahrradfahren, Schnitzen? Was tut Ihnen gut? Legen Sie eine Wunschliste an, ohne zu bewerten oder kritisieren. So ähnlich wie die Weihnachtswunschliste von Kindern: Alles darf drauf, egal, wie klein oder groß die Wünsche sind.

3. *Mit der Wirklichkeit abgleichen:* Dann treffen die Wünsche auf die Wirklichkeit. Welche der Hobbys und Aktivitäten

machen Sie jetzt schon, welche würden Sie gerne nur regelmäßiger ausüben? Welche kleinen Dinge lassen sich in den Alltag integrieren, indem Sie Kleinigkeiten ändern? Eine Tasse Tee in Ruhe genießen? Oder am Abend drei Dinge aufschreiben, die positiv waren? Das sind Winzigkeiten, die aber zur Selbstfürsorge beitragen. Welche Aktivitäten auf Ihrer Liste könnten Sie tatsächlich umsetzen und was brauchen Sie dazu? Ein Urlaub auf Island wäre toll, klar, aber ist das machbar? Eine Fahrradtour mit einer Freundin hingegen ließe sich vermutlich organisieren. Was möchten Sie – und wie ließe sich das umsetzen? Gibt es vielleicht jetzt schon freie Momente, die Sie für sich nutzen könnten, etwa durch die Tagespflege oder einen Pflegedienst? Ja? Bestens, dann nutzen Sie diese Zeit explizit für sich und Ihre Wünsche.

4. *Freiräume schaffen:* Falls Sie noch keinen freien Moment dafür haben, dann schaffen Sie sich einen. Zum Beispiel mit der Unterstützung eines Familienangehörigen, Freundes, Pflegedienstes, Ehrenamtlichen oder Nachbarn. Es gibt auch Unterstützungsleistungen, die man dafür aufwenden kann. Die Verhinderungspflege etwa ist hier geeignet. Das ist eine Leistung, die man stundenweise in Anspruch nehmen kann und von der Pflegeversicherung bezahlt wird.

5. *Regelmäßig wiederholen:* Tragen Sie die Termine für sich genauso fest in den Kalender ein wie Arzttermine oder berufliche Termine. Selbstfürsorge ist wichtig. Denn nur wenn es den pflegenden Angehörigen gut geht, können sie sich auch gut um den Menschen mit Demenz kümmern.

Epilog

Es ist nicht das Ende.
Es wird nur anders.
Es ist das Leben.

Die Alzheimerdiagnose meiner Mama im August 2011 war ein einschneidendes Erlebnis für mich. Als mein Papa sagte, dass Mama Alzheimer hat, hatte ich sofort vor Augen, wie sie hilflos und alleine in einem Pflegeheim sitzt. Ich hatte Angst und dachte, sie würde bald sterben.

Heute, gut zehn Jahre später, sitzt meine Mama zufrieden auf ihrer Couch im heimischen Wohnzimmer. Sie lebt in ihrer vertrauten Umgebung und hat fast immer den Menschen an ihrer Seite, in den sie sich vor vielen Jahrzehnten verliebt und mit dem sie ihr Leben verbracht hat. Mein Papa pflegt und betreut sie liebevoll, geduldig und mit viel Humor. Meine Mama hat ihre Familie an ihrer Seite und aufmerksame Nachbarn und Helfer, die insgesamt ein gutes Netzwerk bilden.

Dass der Weg mit einer Alzheimererkrankung keinem festen Plan folgt, hatte mir damals Angst gemacht. Ich wollte wissen, was auf uns zukommt, genauer gesagt: was auf mich zukommt. Und ich hing lange dem Gedanken nach, dass alles gut werden könnte, wenn ich alles richtig machen würde. Aber was war richtig? Und was war gut? Und was war meine Aufgabe?

Es gibt kaum einen traurigeren Weg als den mit einer Alzheimererkrankung. Man verliert nach und nach einen Menschen, und kann sich nicht mal verabschieden. Vieles verändert sich, oft auch die Beziehung zu ihm. Aber dieser Weg kann auch Chancen mit sich bringen. Trotz all der Herausforderungen und Veränderungen kann die Nähe wachsen, sind schöne Momente möglich. Ich möchte Alzheimer nicht schönreden. Ich möchte Mut machen, die schönen Dinge zu sehen.

Wir können nichts gegen die Krankheit tun, wir können sie nur annehmen – und lernen mit ihr zu leben. Nicht mehr, aber auch nicht weniger ist unsere Aufgabe als Angehörige. Sich von dem zu verabschieden, was war, und sich mit ganzem Herzen auf das Neue einzulassen. Ich sage nicht, dass es einfach ist. Es ist traurig, immer wieder Abschied zu nehmen und loszulassen ... Ich weiß das, denn diese Traurigkeit durch die Alzheimererkrankung meiner Mama, die ist auch in mir. Wir können nur für den Menschen mit Demenz da sein, wenn wir auf ihn und seine Bedürfnisse schauen und nicht unseren Plänen nachjagen.

Lange Zeit dachte ich, der Alzheimer wäre nur Mamas Krankheit. Ich wollte die starke Tochter sein, die alles managt. Aber der Alzheimer beeinflusst nicht nur den Erkrankten, sondern die ganze Familie. Es ist ein „Alzheimer und wir". Diese Krankheit hat meine Pläne und Vorstellungen infrage gestellt und mich eine große Demut gelehrt – und tut dies immer wieder. Vor allem aber habe ich gelernt, wie wertvoll und einzigartig das Leben ist. Mamas Krankheit hat mir ins Bewusstsein gerufen, dass ich dieses Leben mit dem füllen sollte, was mir wichtig ist und mich glücklich macht. Ich vertraue dem Leben und vor allem vertraue ich mir.

„Liebe Mama, deine Ruhe tut auch mir so gut. Du bist oft woanders, in einer fernen oder nahen Welt, wer weiß das schon. Ich jedenfalls nicht. Ach, und eigentlich ist es egal. Du bist immer noch meine liebe, fröhliche, schlaue, schöne Mama. Wir können kaum mit Worten kommunizieren, aber über deine Augen und dein Lächeln spüre ich Liebe und Zutrauen. Das macht mir Mut, mein Leben zu leben. Dank dir sehe ich, wie wertvoll das Leben ist – und dass ich Dinge verändern kann. Hat dein Alzheimer vielleicht auch etwas Gutes?"

Abschließendes

Quellen und persönliche Mitteilungen:

Kapitel 1:

Quelle:

- https://www.awmf.org/uploads/tx_szleitlinien/038-013l_S3-Demenzen-2016-07.pdf (Leitlinie zur Demenz, 2016 herausgegeben von der Deutschen Gesellschaft für Psychiatrie und Psychotherapie, Psychosomatik und Nervenheilkunde und der Deutschen Gesellschaft für Neurologie in Zusammenarbeit mit der Deutschen Alzheimer Gesellschaft e. V.)

Kapitel 2:

Quellen:

- https://www.awmf.org/uploads/tx_szleitlinien/038-013l_S3-Demenzen-2016-07.pdf (Leitlinie zur Demenz, 2016 herausgegeben von der Deutschen Gesellschaft für Psychiatrie und Psychotherapie, Psychosomatik und Nervenheilkunde und der Deutschen Gesellschaft für Neurologie in Zusammenarbeit mit der Deutschen Alzheimer Gesellschaft e. V.)
- https://deutsch.medscape.com/artikel/4901042 (Artikel über Physiotherapie für Alzheimerkranke von Inge Brinkmann, im Mai 2013 erschienen auf der Onlineplattform *Medscape*)
- https://digibib.hs-nb.de/file/dbhsnb_thesis_0000001953/dbhsnb_derivate_0000002703/Bachelorarbeit-Gutsche-Pagel-2018.pdf (Bachelorarbeit zur Tiermedizin bei Demenzkranken von Theresa Pagel und Janin Gutsche, 2018 entstanden an der Hochschule Neubrandenburg)

Kapitel 4:

Quelle:

- https://www.deutsche-alzheimer.de/fileadmin/alz/pdf/factsheets/infoblatt1_haeufigkeit_demenzerkrankungen_dalzg.pdf (Informationsblatt von Dr. Horst Bickel zur Häufigkeit von Demenzerkrankungen, 2020 herausgegeben von der Deutschen Alzheimer Gesellschaft e. V.)

Persönliche Mitteilungen:

- Dr. Josef Hille (Vorsitzender der Alzheimer Gesellschaft Leipzig e. V. und Leiter der Demenz-Beratungsstelle Leipzig)

Kapitel 5:

Quelle:

- *Das Weltbild des Kindes* (Klassiker der Entwicklungspsychologie von Jean Piaget, 2015 in vollständig durchgesehener, überarbeiteter und erweiterter Neuausgabe erschienen im Verlag Klett-Cotta)

Kapitel 9:

Quellen:

- *Demenz und Alzheimer verstehen. Erleben, Hilfe, Pflege: Ein praktischer Ratgeber* (von Huub Buijssen, 2019 in 11., überarbeiteter und erweiterter Auflage erschienen im Beltz Verlag)
- https://www.demenz-support.de/media/dessorientiert_1_16.pdf (Themenband zur Biografiearbeit des Journals *dess_orientiert,* 2016 herausgegeben von der Demenz Support Stuttgart gGmbH)

Kapitel 10:

Persönliche Mitteilungen:

- Iris Gorke (als Sozialpädagogin und langjährige ehemalige Mitarbeiterin in einer gerontopsychiatrischen Wohngruppe wie einer Tagespflege für Menschen mit Demenz leitet sie in der Alzheimer Gesellschaft München e. V. die Angehörigenseminare)
- Diana Stelzer (langjährige Demenzbetreuerin und -beraterin aus der Nähe von Regensburg)

Kapitel 11:

Persönliche Mitteilungen:

- Anja Kälin (Familiencoach, systematische Beraterin, Mitgründerin des Vereins Desideria Care e. V. in München und Begleiterin von Angehörigen von Menschen mit Demenz)

Kapitel 12:

Persönliche Mitteilungen:

- Tamara Ameling (Demenzberaterin im Münsterland mit den Schwerpunkten Kommunikation und Musik mit Menschen mit Demenz, die regelmäßig in Pflegeeinrichtungen für demenzkranke Menschen singt)
- Anja Kälin (s. o. unter Kapitel 11)

Kapitel 13:

Quellen:

- https://www.thelancet.com/pdfs/journals/lancet/PIIS0140-6736(20)30367-6.pdf (Artikel über Demenzprävention von Gill Livingston u. a., 2020 erschienen in Jahrgang 396 der Zeitschrift *The Lancet*)
- https://www.zqp.de/corona-pflegende-angehoerige/ (Zusammenfassung einer Studie über pflegende Angehörige in der Covid-19-Krise von Simon Eggert u. a., 2020 herausgegeben vom Zentrum für Qualität in der Pflege in Zusammenarbeit mit der Charité Berlin)
- https://www.deutsche-alzheimer.de/fileadmin/alz/pdf/factsheets/infoblatt1_haeufigkeit_demenzerkrankungen_dalzg.pdf (Informationsblatt von Dr. Horst Bickel zur Häufigkeit von Demenzerkrankungen, 2020 herausgegeben von der Deutschen Alzheimer Gesellschaft e. V.)

Persönliche Mitteilungen:

- Eva Helms (Fachberaterin für Gerontopsychiatrie, Gründerin des Dresdner Beratungsunternehmens Convitas und Entwicklerin

nachhaltiger Konzepte für ein selbstbestimmtes Leben im Alter mit und ohne Demenz)
- Prof. Dr. Wolfgang Hoffmann (Leiter des Instituts für Community Medicine an der Universitätsmedizin Greifswald und Sprecher des Standortes Rostock/Greifswald des Deutschen Zentrums für Neurodegenerative Erkrankungen/DZNE)
- Antje Holst (nach einer Krankenschwesterausbildung und einem Erziehungswissenschaftsstudium arbeitet sie im Kompetenzzentrum Demenz Schleswig-Holstein als Demenzberaterin mit dem Schwerpunkt Wohnen)
- Petra Wieschalla (Autorin, Angehörigencoach und Demenzexpertin mit eigener Erfahrung als pflegende Angehörige aus Offenbach)

Wichtiger erster Ansprechpartner für Betroffene und Angehörige:

Deutsche Alzheimer Gesellschaft e. V. Selbsthilfe Demenz (DAlzG)
www.deutsche-alzheimer.de
Über die Hauptseite gelangen Sie zu den regionalen Gruppen in Ihrer Nähe. Dort finden Sie auch regionale Ansprechpartner, Angebote und Veranstaltungshinweise. Am Alzheimer-Telefon beantworten geschulte Mitarbeitende werktags Ihre Fragen rund um das Thema Demenz. Sie können auch über regionale Ansprechpartner und Selbsthilfegruppen informieren. Das Alzheimer-Telefon ist ein bundesweites Beratungsangebot und unter der Festnetznummer 030 259 37 95 14 erreichbar.

Weitere hilfreiche Anlaufstellen:

Wegweiser Demenz
www.wegweiser-demenz.de
Der Wegweiser Demenz ist ein Angebot des Bundesministeriums für Familie, Senioren, Frauen und Jugend. Dort finden Sie unter anderem Informationen über Demenz, aber auch Ratgeberforen für Betroffene und Angehörige und eine umfassende Adressdatenbank zu Unterstützungs- und Entlastungsangeboten.

Pflegestützpunkte
www.zqp.de/beratung-pflege
In fast allen Bundesländern gibt es Pflegestützpunkte, die kostenfrei Beratung und Unterstützung anbieten. Sie können auch lokale Selbsthilfe- und Unterstützungsgruppen vermitteln. Auf der Seite des Zentrums für Qualität in der Pflege können Sie nach einem Pflegestützpunkt beziehungsweise einer Pflegeberatung in Ihrer Nähe suchen.

Bundesministerium der Justiz und für Verbraucherschutz
www.bmjv.de
Auf den Internetseiten des Ministeriums finden Sie Informationen und Formulare zur Vorsorgevollmacht und Betreuungsverfügung sowie Textbausteine für die Patientenverfügung.

Pflegelotse
www.pflegelotse.de
Der Pflegelotse ist ein unabhängiges Informationsportal des Verbands der Ersatzkassen (vdek) über die Leistungen der Pflegeversicherung. Auf der Seite können Sie regionale Pflegeberatungen, ambulante und stationäre Pflegeeinrichtungen und Tagesstätten finden. Außerdem erhalten Sie Informationen über die Qualität der Einrichtungen. Es gibt auch Checklisten, die dabei helfen, einen ambulanten Pflegedienst oder stationäre Pflegeeinrichtung auszusuchen.